SABIDURÍA
DE SOBREMESA

SABIDURÍA DE SOBREMESA

Historias y reflexiones
que reconfortan y enseñan a vivir

Rachel Naomi Remen, M.D.

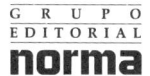

Barcelona, Bogotá, Buenos Aires, Caracas, Guatemala,
Lima, México, Miami, Panamá, Quito, San José,
San Juan, Santiago de Chile, Santo Domingo.

Edición original en inglés:
KITCHEN TABLE WISDOM
de Rachel Naomi Remen, M.D.
Una publicación de Riverhead Books
división de G. P. Putnam's Sons
200 Madison Avenue, New York, NY 10016 U.S.A.
Copyright © 1996 por Rachel Naomi Remen, M.D.

Copyright © 1997 para América Latina
por Editorial Norma S. A.
Apartado Aéreo 53550, Bogotá, Colombia.
Reservados todos los derechos.
Prohibida la reproducción total o parcial de este libro,
por cualquier medio, sin permiso escrito de la Editorial.
Impreso por Editorial Editolaser
Impreso en Colombia — Printed in Colombia
Julio de 1997

Dirección editorial, María del Mar Ravassa G.
Edición, Patricia Torres
Diseño de cubierta, María Clara Salazar
Armada electrónica, Samanda Sabogal Roa
En la cubierta, Composition de Wassily Kandinsky.
Fotografía de Superstock.

Este libro se compuso en caracteres Palatino.

ISBN 958-04-3745-9

CONTENIDO

Prólogo xi
Introducción xix

I. LA FUERZA DE LA VIDA *1*
    Los ciruelos en flor *4*
    Estilo *8*
    Silencio *14*
    Un río represado *18*

II. JUICIO *21*
    Hacer las cosas bien *27*
    Encontrar las palabras correctas *31*
    De vuelta a lo básico *33*
    Más allá de la perfección *36*
    Un héroe común *40*
    Buscar consuelo *43*
    Así fue *46*
    El don de curar *49*
    Sobre nombres y reverencia *53*
    El bosque sin nombres *56*

III. TRAMPAS *59*

    Curación a distancia   *64*
    Imágenes en espejo   *68*
    Buena suerte   *71*
    Gracia   *76*
    Prestidigitación   *78*
    El traje nuevo del emperador   *82*
    Tiempo de pausa   *90*

IV. LIBERTAD *93*

    El jarrón   *100*
    Otro tipo de silencio   *106*

V. ABRIR EL CORAZÓN *113*

    Una forma de vida *117*
    Sólo escuchar   *120*
    Vuelos   *122*
    Para ver con el corazón   *126*
    Hacer visible el cariño   *129*
    Sin limitaciones   *132*
    La tarea se interpone entre nosotros   *136*
    Sorprendidos por el significado   *138*
    Algunas cosas son para siempre   *142*

VI. PARA ABRAZAR LA VIDA *145*

    Por fin   *151*
    Nunca te prometí un jardín de rosas   *153*
    La vida es para los sanos   *157*
    Habitación con vista   *159*
    Tres historias de desapego   *161*
    Finalcomienzos   *165*

Apegado o comprometido   *169*
Tener la galleta   *172*
Todo o nada   *174*

VII. VIVIR Y AYUDAR A VIVIR 179
Ser humano 185
Vivir y ayudar a vivir   *191*
Cómo nos vemos los unos a los otros   *194*
Lugar de encuentro   *203*
La sombra sagrada   *206*
Dar *darshan*   *214*

VIII. CONOCER A DIOS   *219*
Y ¿qué pasa si Dios parpadea?   *222*
Conectarse   *225*
Oración   *229*
Nuestra madre Eva   *232*
El rabino del rabino   *236*
Santuario   *239*
La consagración de lo ordinario   *243*

IX. MISTERIO Y REVERENCIA   *247*
La pregunta 253
¿Cuál es el sonido de un aplauso?   *255*
A la vuelta de la esquina   *264*
Recordar lo sagrado   *268*
Misterio   *273*
La última lección   *276*

Epílogo   *282*
Agradecimientos   *285*

*Para todos aquellos que
jamás han contado su historia.*

PRÓLOGO

Cada vez que se organiza una conferencia en una reunión científica, se pide a los ponentes que firmen un documento en el que declaran si hay o no un posible conflicto de intereses. Por eso, en honor a la verdad, permítanme decir desde el comienzo que la doctora Rachel Naomi Remen es una de mis amigas más queridas y una de las personas más extraordinarias que conozco.

Quiero mucho a Rachel y, cuando ustedes terminen de leer este libro, es muy probable que ustedes también la quieran. Los grandes artistas en cualquier campo tienen la rara habilidad de ver nuestro mundo y nuestra vida desde una nueva perspectiva, de sentir la vida de manera directa sin que pase a través del filtro de las creencias, las esperanzas y los preconceptos. Ellos pueden recuperar un sentido de asombro que los demás hemos perdido y experimentar la plena riqueza de la vida. Aun menos común es la habilidad para poner esa visión y esa experiencia en palabras, de manera que los demás también podamos aprender a ver con ojos nuevos y a sentir otra vez con el corazón abierto.

La habilidad para experimentar lo conocido de una manera nueva no requiere de situaciones extremas de vida o muerte; esto puede ocurrir en la vida diaria, y tal vez *especialmente* en las experiencias corrientes. Por ejemplo, hace poco pedí en un restaurante un plato de pasta con vegetales y salsa de tomate. La salsa sabía distinto, muy diferente de lo que yo estaba esperando. Tenía un sabor maravilloso, familiar, pero no podía ubicarlo. Y como no podía darle un nombre, tampoco podía limitarlo. No tenía ninguna categoría en la cual encerrarlo y por eso pude saborear la salsa directamente. ¡Sabía delicioso! Finalmente me di cuenta de que era salsa de tomate con albahaca. Era la misma salsa que había probado muchas veces antes, pero fue una experiencia totalmente diferente.

Los nombres, las creencias y los preconceptos imponen un sentido de orden sobre el mundo, pero, con frecuencia, a costa de la capacidad de experimentar la vida plenamente. El raro talento de Rachel Remen es ayudarnos a ver más allá del velo de nuestras creencias y nuestros juicios sobre nosotros mismos y sobre los demás, y ver el mundo con asombro y sabiduría, como si lo viéramos por primera vez.

Rachel ve la vida desde la perspectiva de una paciente con una historia de cuarenta años de sufrir una enfermedad crónica. La ve desde la posición ventajosa de una médica muy bien entrenada y exitosa. Y la ve desde el punto de vista de una terapeuta y consejera. Ella es todo esto y más. Rachel Remen es una persona que encaja en todas partes y en ninguna, como una antropóloga en su propia cultura y una visionaria en su propia profesión. Es una guerrera de la compasión y una hechicera del espíritu.

Los maestros espirituales vienen en distintas presentaciones. A veces vienen en la forma de una médica como Rachel, y a veces en la forma de gente común y corriente que padece una enfermedad. Este libro se trata de aprender a escuchar las enseñanzas espirituales que todos podemos ofrecernos mutuamente. La sabiduría de este libro se apoya en la vida real. Rachel no dice "ésta es la forma correcta"; su sabiduría surge de una manera más orgánica. Ella puede escuchar y transmitir el mensaje del maestro espiritual más importante, que es la vida misma.

La vida está llena de cosas desconocidas, llena de asombro y de misterio. La mayoría de los libros tratan de llevarnos del misterio a la maestría. Este libro nos lleva a reconocer y acercarnos al misterio que hay en la vida diaria. Es acercándonos a lo desconocido donde encontramos con frecuencia la curación, no huyendo de ello hacia un arreglo rápido. Rachel nos enseña que la vida no tiene ningún desperfecto y que por eso no necesita que la arreglen; necesita que la saboreemos y la celebremos.

Como científico, vivo en un mundo de datos, números y pruebas clínicas promediadas. Los científicos creemos en lo que se puede medir: la presión arterial, el colesterol, el flujo sanguíneo; aunque, como dijo una vez el doctor Denis Burkit: "No todo lo que importa se puede medir".

La evidencia anecdótica — las historias, en otras palabras —, es vista por los científicos de manera sospechosa. En ella hay demasiadas variables confusas, de manera que los hechos son más difíciles de probar y de replicar.

Pero no hay ningún significado en los hechos. Como médico, y como ser humano, vivo en un mundo de historias. Las historias no son repetibles porque nuestras vidas son únicas. Nuestra individualidad es lo que nos da valor y significado. Sin embargo, en el acto de contar y escuchar historias también descubrimos lo que nos hace semejantes, lo que nos conecta a todos, lo que nos ayuda a trascender la soledad que nos separa a los unos de los otros y a cada uno de sí mismo.

Las historias son el lenguaje de la comunidad. El corazón es una bomba y necesita que lo traten a nivel físico con la mejor medicina que la ciencia tiene para ofrecer, pero somos más que sólo máquinas. La epidemia real en nuestra cultura no es sólo la enfermedad física del corazón, sino lo que yo llamo la enfermedad emocional y espiritual del corazón: el sentimiento de soledad, aislamiento y desconexión que predomina en nuestra cultura a causa del rompimiento de las redes sociales que solían darnos una sensación de conexión y comunidad.

Y, ¿qué pasa con eso? La gente que se siente sola y aislada tiene más tendencia a fumar, a comer en exceso, a abusar de las drogas, a trabajar en exceso. De la misma manera, muchos estudios han demostrado que la gente que se siente sola y aislada tiene de tres a cinco veces más riesgo de sufrir muerte prematura, y no sólo a causa de la enfermedad cardiaca sino también debido a todo tipo de causas, cuando se compara con personas que tienen un sentido de la unión y la comunidad.

En mi trabajo, con frecuencia encuentro que hay una gran necesidad de tener un sentido de la unión y la comunidad. Muchas personas que se inscriben en nuestros programas a menudo vienen a reducir sus niveles de colesterol, a bajar su presión arterial, a perder peso o, como a veces dicen, a "destapar sus arterias". Vienen esperando cambiar su dieta, dejar de fumar y hacer ejercicio. No obstante, he aprendido que suministrarle a la gente información sobre su salud — hechos — es importante pero usualmente no es suficiente para motivarla a hacer cambios duraderos en su dieta y su estilo de vida. Si así fuera, nadie fumaría. Necesitamos trabajar en un nivel más profundo.

Parte de nuestro programa es lo que llamamos "grupo de apoyo", que comenzó como un lugar que se sentía lo suficientemente seguro como para que la gente intercambiara recetas y consejos prácticos, pero que llegó a convertirse en una comunidad; un lugar que se sentía lo suficientemente seguro como para que la gente hablara sobre lo que realmente estaba ocurriendo en su vida — que contara su historia — sin temor a ser juzgada, abandonada o criticada. Aunque es la parte de nuestro programa con la cual la gente tiene más dificultades, también es la parte que usualmente todos encuentran más significativa. Cuando trabajamos a ese nivel, con frecuencia encontramos que la gente tiene más probabilidades de hacer cambios en su estilo de vida que sirvan para alargar su vida, y no para destruirla.

El sufrimiento — sea físico, emocional, espiritual o, como ocurre con frecuencia, todos tres al mismo tiempo — puede ser un camino hacia la transformación. A medida que nos acercamos al fin de este siglo y de este milenio, nuestro sufrimiento personal es a veces agravado por la falta de comunicación y de comunidad. La enfermedad a menudo intensifica el sentimiento de aislamiento. Contar historias puede ser un acto curativo. Todos tenemos dentro de nosotros acceso a una sabiduría más grande, aunque a veces sólo nos damos cuenta de ello cuando hablamos en voz alta.

Escuchar historias también puede ser un acto curativo. Cuando escuchamos la historia de otras personas, a menudo surge dentro de nosotros una confianza más profunda en la vida. Nos damos cuenta de que no estamos solos, que estamos viajando en estupenda compañía. Con frecuencia, personas comunes y corrientes que llevan vidas comunes son héroes.

Leer este libro puede ser un acto curativo. Al escuchar la voz de Rachel y la voz de los que han usado su sufrimiento como camino hacia la transformación de su dolor, de alguna manera a lo largo del recorrido nuestro sufrimiento desaparece, nuestras heridas comienzan a sanar y nuestros corazones comienzan a sentirse suficientemente seguros como para abrirse un poco más.

La conexión entre cada uno de nosotros y los demás, así como la conexión con nuestra alma y nuestro espíritu ya existen. Durante las épocas en que nos sentimos más vulnerables, aquello que es invulnerable dentro de nosotros se descubre y se hace más visible. Cuando nuestros corazones comienzan a abrirse, podemos sentirlo, como cuando abrimos una cortina y permitimos que entre la luz del sol que siempre ha estado allí, esperando pacientemente que la dejen entrar.

DEAN ORNISH, M.D.
Presidente y Director
Instituto de Investigación en Medicina Preventiva
Sausalito, California

INTRODUCCIÓN

De una manera digna de Sócrates, mi abuelo me introdujo muy temprano en la búsqueda de lo que es real. Su mundo, habitado por un dios inmanente y personal, fue uno de los dos mundos de mi infancia. Él era un hombre serio y académico, ya mayor cuando yo nací, un rabino ortodoxo que pasaba la mayoría de su tiempo estudiando los textos del judaísmo místico. Sus libros de la Cábala, que había traído consigo desde Rusia, era viejos, escritos a mano en hebreo, en un papel muy fino. Cuando era pequeña, solía sentarme debajo de la mesa mientras él los estudiaba, a acariciar sus pantuflas de terciopelo púrpura y a soñar despierta.

El otro mundo de mi infancia fue el mundo de la medicina. Entre las dos generaciones de los hijos de mi abuelo hay tres enfermeras y nueve médicos. Cuando era pequeña, yo creía que uno se convertía en adulto y en médico como parte del mismo proceso. Aprendí temprano lo que debía contestar cuando me preguntaban qué quería ser cuando fuera grande. Era la única estudiante de premédico del jardín infantil. Cuando mi abuelo murió, me dejó en su testamento el dinero para ir a la escuela de medicina. Yo tenía siete años.

A medida que fui creciendo, el peso de las expectativas familiares comenzó a hacerse manifiesto. Mis tíos y primos eran hombres de ciencia, distantes, cultos, intelectuales y exitosos. Al igual que mi padre, me recompensaban por dar las respuestas correctas. Mi abuelo me había recompensado por hacer las preguntas correctas. Yo admiraba a esos doctores, pero había adorado a mi abuelo y su forma de cuestionar la vida. A los doce años, mi primo más cercano y yo queríamos ser rabinos; los dos nos convertimos en médicos.

Creo que al final elegí la medicina por una novela que leí cuando tenía cerca de doce años, una historia sobre la vida de San Lucas, titulada *El camino a Abisinia*. Las novelas históricas eran la droga de los cincuenta, una manera fácil de escapar para una generación de adolescentes de la postguerra aburridos. Yo era adicta a ellas.

Yo no sabía que San Lucas había sido médico. Al comienzo, esta novela me llamó la atención porque el Evangelio según San Lucas era mi parte preferida de la historia navideña. El libro había sido escrito por un médico, Frank Slaughter, que contaba la historia de Lucas apoyado en el poder y la credibilidad que le daba su propio conocimiento de la práctica de la medicina. Leí esta novela cuatro veces, asombrada de descubrir que todos los médicos no eran como mis tíos; que era posible ser médico de una manera que mi abuelo habría entendido, que ser médico podía ser una forma de conocer y servir mejor a la vida y a la fuente de la vida. La novela ofrecía la esperanza de que alguien como yo pudiera encontrar un lugar en la medicina, sin tener que elegir entre la manera de vivir de mi abuelo y la de sus hijos.

El día en que todo comenzó permanece en mi memoria: mi padre llevando mis maletas a la habitación donde viviría en la residencia para estudiantes de medicina, y mi madre desempacando mi ropa y forrando con papel, como siempre, los cajones que usaría; los dos trabajando hombro a hombro hasta que no quedara nada más por hacer. Recuerdo la difícil despedida y lo mucho que les habría gustado quedarse a compartir conmigo esa última noche antes de comenzar las clases en la escuela de medicina. Pero, a los veinte años, yo había querido enfrentar ese momento tan especial sola.

Miré la ropa cuidadosamente doblada, los estantes sin libros, la cama dura y estrecha y la superficie vacía del escritorio. La habitación se sentía impersonal, casi monástica, muy distinta de la habitación femenina en la que había dormido la noche anterior. Sería mi casa por cuatro años; esa noche se sentía fría y, de cierto modo, insegura.

Sentí una duda que me era familiar, el temor a estar cometiendo un error, a no servir para eso y fracasar. Con un bachillerato con énfasis en filosofía, había sido admitida con dificultad en la escuela de medicina de la Universidad de Cornell. La persona que me había entrevistado había visto el diploma de honores que había obtenido por mi trabajo sobre la obra filosófica de Wittgenstein, había comentado que esos estudios eran "irrelevantes" y se había sumido en una apresurada discusión sobre genética, su propia especialidad. Yo me había defendido, pero secretamente sabía que no era una científica. Secretamente me parecía que la ciencia no tenía color y era fría; que tenía demasiadas esquinas puntiagudas, como la habitación en que me encontraba.

Abrazándome a mí misma para consolarme, miré hacia la única ventana de la habitación. Cuando llegamos, había echado un vistazo y me había dado cuenta de que daba sobre una calle; tuve entonces la sensación de que el panorama era bastante gris. Pero ahora era de noche, y al otro lado de la calle se alzaba la entrada del hospital, uno de los más conocidos del mundo, muy iluminada.

Desde mi punto de observación, podía ver el edificio principal y las dos alas que formaban una gran glorieta a la entrada. Un interminable flujo de automóviles iba y venía, trayendo y llevando gente enferma, personas en problemas y sus seres queridos. Me quedé al lado de la ventana, decidida a observar durante un rato hasta que las luces se apagaran. Un poco antes de la medianoche, un grupo de personas, muchas vestidas de blanco, entraron en el hospital y, poco después, otras tantas salieron y caminaron hasta sus automóviles, estacionados en el parqueadero. Estaban cambiando de turno. Me envolví en una manta y acerqué un asiento a la ventana. Siguieron llegando automóviles, ambulancias, taxis y automóviles de la policía. Vencida por el sueño, cabeceé varias veces y, al despertarme, descubría que nada había cambiado. Hacia las cuatro de la mañana me di cuenta de que las luces del hospital nunca se apagaban. Siempre había gente allí, para atender a cualquiera que tuviera una crisis o estuviera sufriendo. Las luces pasaban de unas manos a otras y, desde esa mañana, yo era parte de eso. Aún no sabía nada, pero ya pertenecía allí.

En la sinagoga de mi abuelo había una luz que nunca se apagaba. Todas las sinagogas tienen una luz eterna como ésa. Significa que la presencia invisible de Dios siempre está en ese lugar. Reconfortada, me levanté de la silla y me fui a dormir. Durante los siguientes cuatro años, no recuerdo haber vuelto a tener tiempo de mirar a través de esa ventana otra vez.

No es posible pasarse varios años en un programa de entrenamiento intensivo de veinticuatro horas al día sin que esa experiencia nos cambie. Trabajábamos los siete días de la semana, con turnos de treinta y seis horas y doce horas para descansar, la mayoría del tiempo. Cuando no estábamos en el hospital, estábamos dormidos. La negación del cuerpo y su necesidad de dormir, descansar e, incluso, alimentarse, era la base misma del programa. Nadie se quejaba; simplemente era la manera como todos vivíamos. Recuerdo haber visto el cambio de turno de las enfermeras día tras día. Cuando levantaba la vista y veía a la señora Harrison, sabía que era de día otra vez.

Este tipo de entrenamiento cambia la forma en que vemos las cosas, la forma en que pensamos. Poco a poco las cosas que habían sido importantes para mí, se habían vuelto vagas y habían desaparecido en mis recuerdos, mientras que otras cosas que recibían una recompensa mayor se habían vuelto esenciales. Después de un tiempo, simplemente olvidé muchas cosas importantes.

Hace treinta y cinco años, yo era una de las pocas mujeres en mi programa de entrenamiento, y mis colegas hombres generalmente asumían que, como mujer, tenía más facilidades y habilidad para entender las necesidades emocionales de los pacientes. En realidad, en esa época nada podría estar más lejos de la verdad. En muchas formas, yo estaba emocionalmente menos desarrollada que algunos de los hombres con los que trabajaba a diario. A lo largo de cuatro años de estar en la escuela de medicina, había competido exitosamente con los hombres y había cultivado fiera y tercamente las cualidades de la decisión, la objetividad, la competencia, el juicio y el pensamiento analítico que eran tan respetadas en esta cultura. Estas cualidades se habían vuelto incluso más importantes para mí que para los hombres, a medida que yo luchaba por superar lo que casi todos ellos percibían como una desventaja de género.

Sin embargo, a veces los mismos compañeros que con tanto esfuerzo me trataban como si fuera un hombre, recurrían a mí en situaciones que los hacían sentir incómodos. A veces, cuando todos estábamos trabajando en un servicio o en la sala de urgencias, cada uno en su propia sala de examen, sentía un golpecito en mi puerta. Al abrirla, me encontraba con otro médico que parecía estar muy incómodo y me decía algo como: "Mi paciente está llorando... ¿puedes venir?" Yo no me sentía mucho más cómoda que él en esa situación, pero pronto me di cuenta de que eso era parte de mi pago por la aceptación, y entonces iba y escuchaba la historia de alguien que compartía conmigo sus preocupaciones y sus sentimientos ante la realidad de vivir con la enfermedad que le habíamos diagnosticado.

Al principio me sorprendía que personas con la misma enfermedad tuvieran historias tan diferentes. Más tarde comencé a sentirme muy conmovida por esas historias, por las personas y el significado que ellas encuentran en sus problemas, por las fortalezas insospechadas, la profundidad del amor y la devoción, y por el rico tapiz humano iniciado por la patología que estaba estudiando y tratando. Con el tiempo, esas historias se volverían más importantes para mí que el proceso mismo de la enfermedad. Como persona comenzaría a sentirme más enriquecida por ellas que por hacer el diagnóstico correcto. Me harían sentir orgullosa de ser humana.

Esas historias me hicieron vibrar por otra razón, más oculta. Yo también sufría de una enfermedad, la enfermedad de Crohn, una enfermedad crónica progresiva del intestino, que había desarrollado cuando tenía quince años. De manera que, para mí, esas conversaciones aliviaban una cierta soledad. Ésta era una conexión muy distinta de las bromas y la camaradería que compartía con los otros residentes. Éstas eran conversaciones con gente que estaba sitiada, gente que estaba en crisis en todas partes. Yo escuchaba las historias de personas que estaban sufriendo y respondiendo a su sufrimiento de maneras tan únicas y distintas como sus huellas dactilares. Sus historias eran inspiradoras, conmovedoras, importantes. Con el tiempo, la verdad que había en ellas comenzó a curarme.

Cada persona es una historia. Cuando yo estaba pequeña, la gente se sentaba alrededor de la mesa del comedor y contaba su historia. Ya casi no hacemos eso. Sentarse alrededor de una mesa a contar historias no es sólo una manera de pasar el tiempo; es la manera como se transmite la sabiduría. Lo que nos ayuda a vivir una vida que valga la pena recordar. A pesar del impresionante poder de la tecnología, muchos de nosotros aún no vivimos muy bien. Es posible que necesitemos escuchar otra vez las historias de los demás.

La mayoría de las historias que escuchamos hoy son escritas por novelistas o guionistas de películas, y actuadas por actores y actrices; son historias que tienen comienzo y final, historias que no son reales. Las historias que nos podemos contar los unos a los otros no tienen comienzo ni fin. Son la oportunidad de tener un asiento de primera fila para observar una experiencia real. Aunque hayan sucedido en un tiempo o un lugar diferente, tienen un sentimiento familiar; de alguna manera, también hablan de nosotros.

Las historias reales toman tiempo. Dejamos de contar historias cuando comenzamos a perder esa clase de tiempo, un tiempo de reposo, un tiempo de reflexión, un tiempo de asombro. La vida nos pasa corriendo y pocas personas son lo suficientemente fuertes para detenerse por su cuenta. En la mayoría de los casos algo inesperado nos detiene, y sólo entonces tenemos tiempo de sentarnos a la mesa de la vida; de conocer nuestra propia historia y contarla; de escuchar las historias de los demás; de recordar que el mundo real está hecho de esas historias.

Hasta el momento en que nos detenemos o, con más frecuencia, hasta que algo nos detiene, anhelamos poner algunos de los sucesos de la vida "en segundo plano" y seguir adelante. Pero después de que nos detenemos, vemos que ciertos asuntos de la vida estarán con nosotros para siempre. Pasaremos a través de ellos una y otra vez, cada vez con una historia nueva, cada vez con mayor comprensión, hasta que ellos se confundan con nuestros talentos y nuestra sabiduría. Ésa es la forma en la que la vida nos enseña a vivir.

Cuando no tenemos tiempo de escuchar las historias de los demás, buscamos expertos que nos digan cómo vivir. Cuanto menos tiempo pasamos juntos, reunidos alrededor de la mesa del comedor, mayor número de libros de autoayuda aparecen en los almacenes y en nuestra biblioteca. Pero leer esos libros es una cosa muy distinta de escuchar la experiencia real de alguien. Como hemos dejado de escuchar a los demás, es posible que también hayamos olvidado cómo escuchar, que hayamos dejado de aprender cómo reconocer el significado y llenarnos de los sucesos comunes de nuestra vida. Nos hemos vuelto solitarios; lectores y espectadores más que participantes.

La mesa del comedor es un campo de juego igualitario. Las historias de todo el mundo son importantes. La sabiduría que hay en la historia de la persona más educada y poderosa no es, con frecuencia, mayor que la que hay en la historia de un niño; y la vida de un niño puede enseñarnos tanto como la de un sabio.

La mayoría de los padres conocen la importancia de contarles a sus hijos su propia historia, una y otra vez, de manera que ellos lleguen a saber, a través del relato, quiénes son y a quién pertenecen. En la mesa del comedor hacemos esto por los demás. Escondida en todas las historias está La Historia. Cuanto más escuchamos, más clara se vuelve esa Historia. Nuestra verdadera identidad, quiénes somos, por qué estamos aquí, qué nos sostiene, está en esa historia. Las historias que se cuentan en todas las mesas tratan acerca de las mismas cosas, son historias sobre las cosas que poseemos, sobre tener y perder, historias de sexo, de poder, de dolor, de causar sufrimiento, de valor, de esperanza y de curación, de soledad y del fin de esa soledad... historias acerca de Dios.

Al contarlas, nos contamos mutuamente la historia humana. Las historias que nos tocan en lo que nos es común a todos como seres humanos, nos despiertan y nos atraen a todos juntos como una familia otra vez.

A veces, cuando le pido a la gente que me cuente su historia, me hablan de sus logros, de lo que han adquirido o construido a lo largo de su vida. Muchos de nosotros no conocemos nuestra propia historia. La historia acerca de lo que somos, no de lo que hemos hecho; acerca de lo que hemos enfrentado para construir lo que tenemos; de lo que nos hemos hecho responsables y lo que hemos arriesgado para hacerlo, de lo que hemos sentido, pensado, temido y descubierto a través de los sucesos de nuestra vida. La historia real que sólo nos pertenece a nosotros.

Todas las historia reales son verdaderas. A veces, cuando un paciente me cuenta su historia, algún miembro de su familia protesta."Pero eso no ocurrió así, fue más bien así..." Con los años he aprendido que las dos historias que estas personas me cuentan son igualmente ciertas, igualmente auténticas, y que tal vez ninguna de ellas sea "correcta", una descripción exacta de lo que sucedió como si lo hubieran grabado con una cámara de vídeo. Las historias son la experiencia que alguien tuvo de un suceso de la vida, no son los sucesos mismos. La mayoría de nosotros experimentamos el mismo suceso de una manera muy distinta. Lo hemos visto desde nuestro punto de vista personal y la historia que contamos contiene más que un poco de nosotros. La verdad es altamente subjetiva.

Todas las historias están llenas de tendencias y particularidades; ellas mezclan los hechos con el significado. Ésa es la raíz de su poder. Las historias nos permiten ver con nuevos ojos algo que nos es familiar. A través de ellas nos convertimos en invitados a la vida de alguien, y junto con esas personas nos sentamos a los pies de su maestro. El significado que encontramos en la historia de otra persona puede ser distinto del que esa persona encuentra por sí misma. Pero no importa; los hechos nos brindan el conocimiento, pero las historias nos conducen a la sabiduría.

Las mejores historias tienen muchos significados; su significado cambia a medida que crece nuestra capacidad para entender y apreciar ese significado. Cuando uno vuelve a escuchar una historia luego de algunos años, se pregunta cómo pudo no ver entonces el significado que ahora ve, ignorante todo el tiempo del significado que encerrará una lectura futura. Como las historias mismas, todos esos significados son verdaderos.

Conocer nuestra propia historia requiere que tengamos una respuesta personal frente a la vida, una experiencia interna de la vida. Es posible vivir sin experimentar la vida. La mayoría de los niños experimentan la vida más de lo que los adultos lo hacemos. Los niños son conscientes de los detalles. Mientras que para un niño el tiempo que transcurre entre el Día de las Brujas y la Navidad está compuesto de miles y miles de momentos plenamente vividos, después de los cuarenta la Navidad parece ocurrir tres veces al año.

Una vez fui pediatra, pero ya no lo soy; llevo muchos años escuchando en terapia las historias de personas que sufren de cáncer y otras enfermedades mortales. De ellas he aprendido a disfrutar los pequeños detalles de la vida otra vez, el placer de una taza de café caliente, la presencia de un amigo, la bendición de tener una nueva barra de jabón o de pasar una hora sin dolor. Muchas de las mejores historias están hechas de experiencias tan sencillas como ésas. Si pensamos que no tenemos historias es porque no le hemos prestado suficiente atención a nuestra vida. La mayoría de nosotros tenemos vidas mucho más ricas y significativas de lo que reconocemos.

Llevamos con nosotros todas las historias que hemos escuchado y que hemos vivido, archivadas en algún profundo lugar de la memoria. Llevamos muchas de esas historias sin haberlas leído, hasta que desarrollamos la capacidad de leerlas. Cuando eso sucede, ellas vuelven a nosotros llenas de un significado totalmente inesperado. Es casi como si lleváramos años coleccionando trozos de una gran sabiduría, a veces sin saberlo.

Mi madre estaba llena de historias. Siendo enfermera

domiciliaria, se había sentado en muchas mesas a tomar té y a escuchar. A los ochenta y cuatro años decidió someterse a una cirugía de corazón, porque era la última oportunidad de vivir que tenía. Sin embargo, las probabilidades no eran buenas: tenía cuarenta por ciento de posibilidades de no sobrevivir a la operación. Pero mi madre no era una anciana común y corriente. Había vivido su vida siempre arriesgándose y, para ella, las probabilidades eran suficientemente buenas. La mañana en que la operaban, llegué al hospital dos horas antes de la cirugía, pero al llegar me enteré de que la operación había sido adelantada y apenas tuve tiempo de besarla antes de que se la llevaran. A pesar del repentino cambio de hora y de la incierta situación que estaba viviendo, mi madre estaba tranquila, incluso radiante. "¡Oh, qué bueno que viniste!", me dijo, "hay algo que quiero decirte. Quería asegurarme de que sabes que independientemente de lo que pase aquí, yo me siento satisfecha y espero que tú hagas lo que puedas para sentirte satisfecha también". Luego me sonrió y se la llevaron. Ésas fueron las últimas palabras lúcidas que me dirigió.

Durante mucho tiempo he pensado en esas palabras, tratando de entender lo que significan. Mi madre había logrado muchas cosas a lo largo de su vida, pero no creo que fuera eso lo que le proporcionaba tanta tranquilidad y paz frente a la posibilidad de la muerte. Poco a poco he llegado a entender que la clave para ese tipo de satisfacción reside en el mundo interno, el mundo de las historias y los recuerdos. No proviene de los logros externos sino de la riqueza de experimentar la vida y compartir esa experiencia con los demás.

Después de treinta y cinco años de ejercer la medicina y más de cuarenta años de vivir con mi propia enfermedad mortal, yo también estoy llena de historias. Historias que he vivido y que me han contado. Tengo historias acerca de mis experiencias como hija, como nieta y como amiga. Historias acerca de mis experiencias como paciente y como médica. Historias que me han contado otros médicos y los pacientes. Historias sobre mi gato. Historias sobre cosas que no entiendo. Si yo estuviera sentada en su mesa, de la forma en que los médicos familiares solían hacerlo antes, las que siguen son algunas de las historias que habría llevado conmigo.

Cada una de estas historias me ha ayudado a vivir.

I
La fuerza de la vida

Coherente, elegante, misteriosa, estética. Cuando recibí mi diploma de médica, jamás habría descrito la vida de esta manera; pero, entonces, no tenía una relación íntima con ella. No había visto el poder de la fuerza de la vida en cada persona, no me había encontrado con la voluntad de vivir en todas sus diversas y sutiles formas, no había reconocido el inmenso amor a la vida que se esconde en el corazón de cada cosa viviente. La vida no me había utilizado para satisfacer sus necesidades, ni me había sorprendido inesperadamente con su energía en medio de la más profunda debilidad. No tenía sentido del respeto. Pensaba que la vida estaba dañada y que yo, armada con las poderosas herramientas de la ciencia moderna, la arreglaría. Entonces pensaba que yo también tenía defectos; pero la vida me mostró otra cosa.

Muchas de las personas que vienen ahora a mi consultorio para que las aconseje vienen porque la medicina moderna les ha fallado de alguna forma, o porque habiendo agotado todo su poder para ayudarlas, ya no saben qué más hacer. Ellas esperan encontrar una manera de curarse, de cooperar con la vida que llevan dentro o, incluso, de fortalecerla. Después de escuchar cientos y cientos de sus historias durante los últimos veinte años, creo que tengo que decir que la mayoría de las personas no reconocen el poder de la fuerza vital que tienen en sí mismas, ni las muchas maneras en que ella se les manifiesta. Sin embargo, cada uno de nosotros ha sentido su poder.

Así, cuando la gente viene por primera vez, éste es el punto donde generalmente comenzamos: hablando sobre la vida, sobre nuestra actitud hacia ella, sobre nuestra experiencia de ella, sobre nuestra confianza o desconfianza hacia ella. Se trata de desarrollar la capacidad de verla en los demás y en nosotros mismos. En el principio estaba la fuerza de la vida. Después de vivir por más de cincuenta años, sé que podemos confiar en ella.

LOS CIRUELOS EN FLOR

Hace varios años, en medio de un viaje, me encontraba en un almacén especializado en muebles japoneses ayudándole a un amigo que estaba amoblando su casa. Rápidamente, la única vendedora del almacén, un mujer pequeña que vestía un kimono, acaparó a mi amigo tomándolo del brazo, e inició con él una discusión sobre pintura japonesa, en voz alta y apasionada. Ella apenas le llegaba al hombro pero, a pesar de su estatura, su actitud me hizo sentir incómoda y preferí irme acercando a la salida, deslizándome por detrás de baúles y escaparates, mientras esperaba a que él terminara sus compras. Yo pensaba que ya había logrado esconderme cuando, inesperadamente, la mujer se volteó hacia mí y comenzó a acercarse, apuntándome con el dedo. Sólo entonces me di cuenta de que ella era muy vieja y, posiblemente, incluso sorda, lo que quizás explicaba el volumen de su voz. Me tomó del brazo y comenzó a arrastrarme a través del almacén, mientras me decía: "Ven, ven". Yo traté de zafarme pero, para ser alguien tan bajo y frágil, ella tenía bastante fuerza; de modo que me dejé llevar, seguida por mi amigo, quien parecía bastante divertido con mi forcejeo.

La mujer nos llevó a la habitación trasera del almacén, que estaba casi vacía excepto por cuatro pinturas japonesas, las cuales colgaban cada una de una pared y representaban las estaciones. A diferencia de las pinturas que había en la sala de exhibición, éstas eran verdaderas piezas de museo. Una de ellas representaba una vieja y retorcida rama florecida, con cientos de pequeños botones rosados cubiertos de nieve. Era espléndida.

La mujer me condujo hasta esa pintura y me dijo: "¿Ves, ves? Es febrero. El ciruelo ya está empezando a florecer". En su extraña y enfática manera, ella me estaba diciendo que el ciruelo estaba sufriendo porque era el primero; florecía muy temprano, en febrero, a veces cuando todavía era invierno, enfrentando el frío y las dificultades. Luego ella tocó con su pequeña mano artrítica la nieve que había sobre la rama, y sacudió la cabeza con fuerza. Mirándome directo a los ojos y presionando ligeramente mi brazo, dijo: "Floración de ciruelos, el comienzo. Como mujer japonesa, ciruelo florece amablemente, con ternura, con suavidad... y sobrevive".

Estas palabras me intrigaron durante mucho tiempo. Como médica, pensaba que sabía todo acerca de la supervivencia pues, después de todo, yo estaba en ese negocio. Había aprendido que la supervivencia era un asunto de pericia, de habilidad y acción, de competencia y conocimiento. Lo que esa mujer me había dicho no tenía ningún sentido para mí.

Esto también era confuso para mí por otras razones. Al igual que los ciruelos en flor, yo también había llegado muy temprano. Cuando nací, mi madre padeció una toxemia y vine al mundo prematuramente, después de una cesárea de emergencia, con un peso muy inferior al normal. No se esperaba que yo estuviera viva en febrero de 1938. Durante toda la infancia, me dijeron que había sobrevivido gracias al invento de la incubadora, y por muchos años me sentí en deuda con la tecnología que había salvado mi vida. Ahora, como joven pediatra, trabajaba en una unidad de cuidados intensivos para prematuros, y utilizaba una tecnología mucho más poderosa para salvar la vida de otros niños. Pero lo que esa mujer había dicho me había hecho dudar: quizás la supervivencia no era sólo un asunto de emplear con destreza la tecnología más avanzada, tal vez había algo innato, una fuerza en esos pequeños seres rosados, que hacía posible que tanto ellos como yo sobreviviéramos. Nunca antes había pensado en eso.

Entonces recordé algo que ocurrió un día de primavera, cuando tenía catorce años. Caminaba por la Quinta Avenida de Nueva York y, de repente, me asombró el hecho de ver dos diminutas hojas de hierba creciendo en medio de la acera. Verdes y tiernas, habían logrado atravesar el cemento. Sin prestar atención a la multitud que me empujaba, me detuve y las miré con total incredulidad. Esta imagen me acompañó durante mucho tiempo, probablemente debido a lo milagrosa que me pareció. En esa época, mi idea del poder era muy distinta. Comprendía lo que eran el poder del conocimiento, de la riqueza, del gobierno y de la ley; pero aún no había conocido esta otra clase de poder.

Con frecuencia, los accidentes y los desastres naturales hacen que la gente sienta que la vida es frágil. De acuerdo con mi experiencia, la vida puede cambiar abruptamente y terminar de repente, pero no es frágil. Hay una diferencia entre la mortalidad y la fragilidad. Incluso a nivel fisiológico, el cuerpo es un complicado diseño de pruebas y balances, elegantes estrategias de supervivencia que encubren simples estrategias de supervivencia, equilibrios y nuevos balances. Cualquier persona que haya presenciado la recuperación de intervenciones tan grandes e invasivas como un transplante de médula o una cirugía de corazón experimenta un sentimiento de profundo respeto, si no reverencia, por la capacidad del cuerpo para sobrevivir. Esto es tan cierto en la vejez como en la juventud. En el nivel intracelular hay una inclinación tenaz hacia la vida, sin la cual aun las intervenciones médicas más sofisticadas no podrían tener éxito. El deseo de vivir es fuerte incluso en los seres humanos más pequeños. Recuerdo que cuando era estudiante vi cómo uno de mis profesores le metió un dedo en la boca a un recién nacido y, una vez el niño comenzó a succionar, lo levantó suavemente de la cama, sostenido solo por la fuerza de su succión.

Esa tenacidad por vivir persiste en todos nosotros, imperturbable, hasta el momento de nuestra muerte.

ESTILO

Mientras que el impulso hacia la totalidad es natural y existe en todas las personas, cada uno de nosotros se cura de una manera particular. Algunas personas se curan porque tienen cosas que hacer; otras porque se han liberado del trabajo y las presiones y expectativas que los demás tenían sobre ellas. Algunas personas necesitan la música, otras, el silencio; algunas necesitan que haya gente a su alrededor, otras se curan solas. Muchas cosas distintas pueden activar y fortalecer nuestra voluntad de vivir. Para algunos de nosotros hay condiciones de curación que son tan particulares y únicas como la huella digital. Algunas veces las personas me preguntan qué hago en mis sesiones con pacientes: con frecuencia yo sólo les recuerdo la posibilidad de curarse y estudio con ellas su propia manera de hacerlo.

Hace algún tiempo, un programa de entrenamiento en visualización para personas con cáncer me remitió a un hombre joven que, a pesar de tener un diagnóstico de melanoma maligno, estaba tan poco motivado que sólo un mes después de terminar el entrenamiento intensivo, no recordaba hacer su meditación de visualización diaria. La nota de remisión era bastante clara: tal vez yo podría neutralizar sus tendencias destructivas y animarlo a luchar por su vida.

Jaime trabajaba como controlador aéreo en un aeropuerto grande. Era un hombre reservado y callado, que parecería tímido hasta que uno notaba la firmeza de su mirada. Me dijo con vergüenza que era el único de la clase de visualización que no podía seguir el programa. No entendía por qué. Hablamos un poco sobre sus planes futuros y su reacción frente al diagnóstico. A él verdaderamente le preocupaba recuperarse; disfrutaba su trabajo, amaba a su familia y tenía la ilusión de ver crecer a su hijo. No parecía haber mucho impulso autodestructivo allí. Entonces le pedí que me contara sobre sus ejercicios de visualización.

A manera de respuesta, Jaime me mostró el dibujo de un tiburón. La boca del tiburón era enorme y estaba abierta, enseñando una hilera de dientes afilados y puntiagudos. Durante quince minutos, tres veces al día, él debía imaginar que miles y miles de pequeños tiburones nadaban a través de su cuerpo, atacando y destruyendo todas las células cancerosas que encontraban en el camino. Ésa era una de las imágenes tradicionalmente usadas para representar el sistema inmunitario, la cual era recomendada por muchos libros de autoayuda y usada por mucha gente. Le pregunté a Jaime qué creía que le impedía hacer su meditación. Con un suspiro, me dijo que le parecía aburrida.

El entrenamiento había comenzado mal desde el principio. El primer día les habían pedido que pensaran en una imagen que representara al sistema inmunitario. Durante la discusión que siguió a ese ejercicio, Jaime había descubierto que él no había pensado en una imagen "correcta". Toda la clase y el psicólogo que dirigía el grupo habían trabajado con él hasta encontrar la imagen del tiburón. Yo miré el dibujo del tiburón que reposaba sobre sus piernas. El contraste entre el dibujo y este hombre reservado era enorme.

Movida por la curiosidad, le pregunté cuál había sido su primera imagen. Mirando hacia otro lado, murmuró que no había sido "suficientemente perversa"; había sido la imagen de un bagre. Yo me sentí intrigada; no sabía nada sobre el bagre, nunca había visto uno y nunca antes nadie había hablado del bagre en medio del contexto de una curación. Con mucho entusiasmo, él describió lo que un bagre hace en un acuario: a diferencia de otros peces más agresivos y competitivos, los bagres se alimentan de lo que queda en el fondo, cirniendo constantemente la arena a través de sus agallas para analizarlo todo, separar lo que sirve de lo que no sirve, y comerse lo que ya no es de utilidad para la vida del acuario. Los bagres nunca duermen; son capaces de tomar decisiones muy rápidas y apropiadas. Como controlador aéreo, Jaime admiraba esta habilidad del bagre.

Le pedí que me describiera brevemente un bagre. Al hacerlo, usó palabras como "con criterio, vigilante, impecable, exhaustivo, firme y digno de confianza". "No está mal", pensé.

Hablamos un poco acerca del sistema inmunitario. Él no sabía que el DNA de cada una de nuestros billones de células tiene una característica individual y única como un logo. Las células de nuestro sistema inmunitario reconocen esa característica y atacan a todas las células que no la tienen. El sistema inmunitario es el defensor de nuestra identidad a nivel celular, patrullando constantemente la frontera entre nosotros y los extranjeros, distinguiendo lo que es nuestro de lo que no lo es, sin dormir jamás. Las células cancerosas han perdido esta identificación, y entonces el sistema inmunitario sano las ataca y las destruye. De hecho, el inconsciente de Jaime le había sugerido una imagen particularmente apropiada para representar al sistema inmunitario.

Cuando estaba en la facultad de medicina, participé en un estudio en el cual se tomaba un pequeño grupo de células de la piel de una persona para injertarlo en la piel de otra. En menos de setenta y dos horas, el sistema inmunitario de la segunda persona encontraría el pequeño grupo de células que no tenía el DNA apropiado y las destruiría, después de buscar a través de los miles y miles de células del cuerpo que sí poseían el DNA indicado. Le conté a Jaime de estos experimentos y de los cientos de ingeniosos trucos que usamos para esconder o mimetizar ese pequeño grupo de células "extranjeras". Pero nunca pudimos engañar al sistema inmunitario, éste siempre encontraba a las células "extranjeras" y las destruía.

Jaime todavía parecía tener dudas. El profesor y todos sus compañeros de clase habían insistido en la importancia del "espíritu agresivo" y la "motivación de lucha" que debían tener las imágenes para combatir el cáncer de una manera efectiva. Luego se sonrojó de nuevo. "¿Hay algo más?", le pregunté. Con un gesto afirmativo, me dijo que donde él había crecido los bagres eran enormes y, en cierta época del año, llegaban a "caminar" por las carreteras. Cuando estaba pequeño, esto lo maravillaba como si fuera un milagro y nunca se cansaba de mirarlos; incluso había tenido muchos como mascotas. "Jaime", le dije, "¿qué es una mascota?" Me miró sorprendido. "¿Por qué? Una mascota es una cosa que te quiere independientemente de cualquier cosa", contestó.

Entonces le pedí que me resumiera su visualización. Cerrando los ojos, habló de millones de bagres que nunca dormían y se movían a través de su cuerpo vigilantes, incansables, con dedicación y examinando y discriminando pacientemente cada célula para dejar pasar a las células sanas y comerse a las cancerosas, animados por el amor y la devoción incondicional de una mascota. A ellos les importaba si él vivía o moría; él era tan especial y único para ellos, como lo era para su perro. Luego Jaime abrió los ojos y dijo: "Esto puede sonar tonto, pero yo me siento casi agradecido con ellos por sus cuidados".

Esta imagen lo tocaba profundamente y no era difícil para él recordarla, ni tampoco era aburrida. Jaime hizo su meditación diariamente durante un año. Algunos años después, luego de recuperarse totalmente, él continúa haciendo su meditación unas cuantas veces por semana. Dice que ella le recuerda que, desde lo más profundo, su cuerpo está de su lado.

La gente puede aprender a estudiar su fuerza vital del

mismo modo en que un jardinero estudia un rosal. Ningún jardinero ha hecho nunca una rosa. Cuando sus necesidades están satisfechas, el rosal producirá rosas. Los jardineros sólo colaboran y proveen las condiciones para que este proceso se cumpla. Y como sabe cualquier persona que alguna vez haya podado un rosal, la vida fluye a través de cada rosal de una manera sutilmente distinta.

SILENCIO

Cuando estaba adolescente, tuve un empleo temporal como acompañante voluntaria en una casa para personas de edad. El trabajo comenzó con un entrenamiento intensivo de dos semanas para aprender a comunicarnos con las personas mayores. Parecía haber muchas cosas que debía recordar y lo que había comenzado como una "edificante" manera de pasar las vacaciones rápidamente, se convirtió en un rígido conjunto de técnicas y habilidades por las cuales sería evaluada por parte del personal de enfermería. Cuando llegó el primer día de estar realmente con los pacientes, estaba muy nerviosa.

Mi primera tarea fue visitar a una mujer de noventa y seis años de edad que no había hablado en más de un año. Los psiquiatras le habían diagnosticado una demencia senil, pero ella no había respondido a los medicamentos. Las enfermeras dudaban de que ella hablara conmigo, pero esperaban que yo pudiera involucrarla en una actividad conjunta. Por eso me dieron una canasta enorme llena de cuentas de vidrio de todos los colores y tamaños; ensartaríamos las cuentas en un hilo. Debía reportarme en una hora en el puesto de enfermería.

Yo no quería ver a esta señora. Su avanzada edad me asustaba y las palabras "demencia senil" me sugerían que ella no sólo tenía más años que cualquier persona que yo hubiera conocido antes, sino que, además, estaba loca. Llena de aprensión, golpeé en la puerta cerrada de su habitación. No hubo respuesta. Entonces abrí la puerta y entré en la pequeña habitación iluminada por una sola ventana que miraba hacia el sol de la mañana. Había dos asientos frente a la ventana, y en uno de ellos estaba la señora, mirando hacia afuera; el otro asiento estaba vacío. Me quedé parada en la puerta un momento, pero la mujer no hizo ningún gesto que indicara que había notado mi presencia. Sin saber qué hacer, me dirigí hacia el asiento vacío y me senté, con la canasta de cuentas sobre mis piernas. Ella no pareció notar que yo estaba ahí.

Durante un rato, traté de encontrar una manera de iniciar una conversación. Yo era terriblemente tímida en esa época, razón por la cual mis padres me habían sugerido que tomara ese empleo, y me habría sentido igualmente incómoda en circunstancias menos difíciles. El silencio en la habitación era total. En cierta forma parecía grosero hablar, aunque yo ansiaba con desesperación tener éxito en mi misión. Pensé en todas las maneras de establecer una conversación que había aprendido en el entrenamiento, pero las descarté; ninguna parecía posible. La mujer continuaba mirando hacia la ventana, con la cara medio oculta a mi vista, respirando con suavidad. Al final, me di por vencida y simplemente decidí sentarme con la canasta de cuentas en mi regazo durante toda la hora. Fue una experiencia muy tranquila.

Después de un rato, la campana que indicaba el fin de las actividades de la mañana rompió el silencio. Tomando la canasta, me preparé para salir de la habitación. Pero yo tenía entonces sólo catorce años y la curiosidad me superó. Mirando a la mujer, le pregunté: "¿Qué está mirando?" Enseguida me sonrojé, porque entrometerse en la vida de los residentes estaba terminantemente prohibido. Tal vez la mujer no me había oído. Pero sí lo hizo y lentamente se volvió hacia mí y pude ver su cara por primera vez; estaba radiante. Con una voz llena de dicha, dijo: "Querida, estoy viendo la Luz".

Muchos años después, cuando ya era pediatra, vi a los recién nacidos mirar hacia la luz con la misma expresión absorta, casi como si estuvieran escuchando algo. Por fortuna, no había podido encontrar una manera de interrumpir.

Una mujer de noventa y seis años puede dejar de hablar porque la arterioesclerosis ha dañado su cerebro, o porque está psicótica y no puede hablar. Pero también es posible que ella se haya retirado a un espacio entre dos mundos, a contemplar lo que viene, a desplegar sus velas y esperar con paciencia el instante para atrapar la luz.

Yo encontré a esta mujer por accidente, o quizás por una gracia especial. A menudo me he preguntado qué habría pasado si yo hubiera sido entonces la doctora muy entrenada en que me convertí poco después. En esa época, no habría sabido cómo encontrarla y sentarme con ella; cómo aprender de ella acerca del silencio y la confianza en la vida. Ahora, muchos años después, espero que lo sepa.

UN RÍO REPRESADO

Al comienzo, reaccioné con rabia ante el sufrimiento y la limitación. Cuando tenía quince años y estaba muy enferma, tenía que consultar con mi enfermedad hasta las cosas más simples. ¿Me permitiría comerme un pedazo de queso? ¿Tendría yo la energía para subir las escaleras? ¿Sería posible que pudiera ver toda una película sin tener que salirme a la mitad, en medio de terribles dolores estomacales? La autoridad de esta enfermedad no toleraría ninguna discusión por parte mía. Ella todavía modela mi vida, pero con una mano muchísimo más suave.

Tal vez sólo un adolescente puede sentir la clase de rabia que sentía entonces. Odiaba a todas las personas sanas, odiaba el lado de mi familia que me había transmitido los genes de la enfermedad. Odiaba mi cuerpo. Pasé casi diez años en ese estado de ira.

Poco antes del último año de mi entrenamiento médico, las cosas cambiaron. Me ofrecieron la oportunidad de ser residente de último año en un importante hospital universitario; sin embargo, a duras penas tenía la energía suficiente para hacer el trabajo que estaba haciendo en ese momento. Ahí quedaba otro de mis sueños. Esa tarde, fui hasta la casa de playa que había sido donada al hospital donde trabajaba para el uso de los estudiantes y el personal. Muy alterada, caminé pesadamente a lo largo de la playa, comparándome a mí misma con otras personas de mi edad, gente que parecía tener una vitalidad inagotable. Me sentía estafada. Recuerdo que pensé que la enfermedad me había robado mi juventud y aún no sabía qué me había dado a cambio.

Como resultado de estos penosos pensamientos, una ola de intensa rabia me inundó, con un sentimiento que había experimentado muchas veces antes. Sin embargo, por alguna razón esta vez no sucumbí a él. En lugar de eso, vi cómo se iba y algo dentro de mí dijo: "¿Que no tienes vitalidad? Aquí está tu vitalidad".

Sorprendida, reconocí la conexión entre mi rabia y mi deseo de vivir. Mi rabia era el negativo de mi voluntad de vivir. Mi voluntad de vivir era tan intensa, tan poderosa como mi rabia, pero por primera vez pude experimentarla como una cosa independiente y sentirla directamente. En ese primer momento de sorpresa, tuve una visión fugaz de algo fundamental acerca de mí misma: que, en el fondo, siento un enorme amor por la vida, un intenso deseo de participar en todas las cosas de la vida y de ayudar a los demás a que hagan lo mismo. De cierta manera, este sentimiento había crecido dentro de mí como resultado de las mismas limitaciones que yo creía que lo reprimían. Como el poder de un río represado. Yo no sabía eso antes. También supe que en su forma actual, como rabia, este poder estaba atrapado. Mi rabia me había ayudado a sobrevivir, a oponerle resistencia a mi enfermedad, incluso a luchar contra ella, pero en la forma de rabia no podría usar mi energía para construir la clase de vida que quería tener. Entonces me di cuenta de que ya no necesitaba hacer las cosas de esa manera. Supe con absoluta certeza que mi dolor no era culpa de nadie; que no podía condenar al mundo por él. Fue un momento de verdadera libertad.

Decidí aceptar ese empleo. Cuando las cosas se salían de mis manos, pedía la ayuda de los demás. Antes estaba demasiado furiosa y amargada para hacer eso.

Muchos años después, durante una clase de medicina ayurvédica, aprendí las bases teóricas de este tipo de experiencia. Este antiguo sistema médico sugiere que existe una diferencia entre la energía y el patrón o la forma de la energía, el recipiente a través del cual la fuerza de vida de una persona está fluyendo en determinado momento. La forma de la energía es rabia, o dolor, o dicha o desilusión, pero la energía en sí misma es el *chi* o la fuerza de la vida. En chino, las palabras para designar el acto de enfurecerse son *shen qi,* es decir, 'generando el *chi'*, o aumentando la fuerza de la vida.

Todavía me enfurezco a veces, pero de una manera normal. Mi ira de ahora no se compara con la rabia que me acompañó durante tantos años. Esa rabia me sirvió mucho, pero necesitaría algo más para decirle sí a mi vida.

II
Juicio

En los humanos, la vida se ve disminuida con mucha más frecuencia por los juicios de valor que por la enfermedad. Nuestro propio juicio o el juicio que los demás hacen de nosotros puede sofocar nuestra fuerza vital, su espontaneidad y su expresión natural. Infortunadamente, hacer juicios es un lugar común. Es tan raro encontrar a alguien que nos quiera tal como somos, como lo es encontrar a una persona que se quiera a sí misma enteramente.

Los juicios no sólo toman la forma de la crítica. La aprobación también es una forma de juicio. Cuando aprobamos a los demás, nos sentamos a juzgarlos con tanta seguridad como cuando los criticamos. Un juicio positivo hace un daño menos agudo que una crítica, pero es un juicio de todas maneras y nos hiere de muchas más formas sutiles. Buscar aprobación es no tener nunca reposo, no tener paz. Como todos los juicios, la aprobación estimula la lucha y el esfuerzo constante. Nos vuelve inseguros con respecto a lo que somos y cuánto valemos realmente. Esto es igualmente cierto tanto para la aprobación que nos damos a nosotros mismos, como para la aprobación que les ofrecemos a los demás. No podemos confiar en la aprobación. Ella nos puede ser retirada en cualquier momento, independientemente de nuestros méritos. La aprobación es tan buena para el crecimiento como lo es el algodón de azúcar; sin embargo, muchos de nosotros nos pasamos la vida persiguiéndola.

Algunas personas pasan gran cantidad de tiempo preguntándose acerca de la impresión que sus palabras o su conducta produce en los demás, analizando cómo su manera de actuar afectará a los demás, buscando siempre la aprobación. Otras establecen un pequeño abismo entre lo que piensan y lo que dicen, de manera que sólo dicen lo que creen que complacerá a los demás. Invertimos mucha energía en este proceso de corregirnos y editarnos a nosotros mismos. Es posible que incluso hayamos llegado a admirar en nosotros lo que es admirado por los demás, a esperar de nosotros lo que los demás esperan y a valorar en nosotros lo que los demás consideran que vale la pena. Nos hemos convertido en alguien que las personas importantes puedan amar. A veces ya no sabemos qué es cierto para nosotros, o en qué dirección apunta nuestra propia integridad.

Renunciamos a nuestra integridad por una variedad de razones. Entre las más importantes están nuestras ideas acerca de qué es ser una buena persona. A veces no es la aprobación de otras personas, sino la aprobación de una comunidad o un director espiritual lo que determina qué partes de nosotros conservamos y cuáles escondemos. El yo natural, un complejo intercambio viviente de características aparentemente opuestas, se ve reducido por la influencia de un patrón adquirido de características social y espiritualmente aceptables. Pocos de nosotros somos capaces de querernos tal como somos. A veces podemos incluso avergonzarnos de lo que somos.

Con frecuencia, las partes de nuestra personalidad que hemos escondido debido a la vergüenza que nos producen pueden ser la fuente de nuestra curación. A todos se nos ha enseñado que algunos rasgos de nuestra manera de ser no encajan dentro del parecer y los valores de la sociedad o la familia en la cual nacimos. Toda cultura, toda familia tiene su Sombra. Cuando se nos dice que "los hombres nunca lloran" o que "las damas jamás están en desacuerdo con nadie", aprendemos a evitar los juicios de los demás a través del desconocimiento de nuestros propios sentimientos y puntos de vista. Atentamos contra nuestra integridad. Es muy humano cambiar la integridad por la aprobación; sin embargo, las partes que desconocemos no se pierden, sólo las olvidamos. Podemos recordar nuestra identidad total en cualquier momento. Al esconderla, la mantenemos segura.

Una de las manifestaciones más impresionantes de la fuerza vital la vemos en el reino de la plantas. Cuando los tiempos son difíciles y lo que necesita florecer no está listo, algunas plantas se convierten en esporas. Estas plantas disminuyen su crecimiento y encierran su fuerza vital para sobrevivir. Es una estrategia muy eficaz: muchas de las esporas halladas en momias, esporas que tienen miles de años de edad, se han desarrollado cuando han contado con las condiciones adecuadas para nutrirse y crecer.

Cuando nadie les presta atención, los niños se vuelven esporas. En un medio hostil a su manera única de ser, cuando son juzgados, criticados y reformados a través de la aprobación para que se conviertan en lo que se desea de ellos, en lugar de apoyarlos y permitirles que se desarrollen naturalmente para que se conviertan en lo que son, los niños destierran las partes indeseadas de sí mismos. La gente se puede convertir en esporas cuando es joven y permanecer en ese estado a lo largo de casi toda su vida. Pero convertirse en espora es una estrategia de sobrevivencia, no una forma de vida. Las esporas no crecen, resisten. Lo que usted necesitaba hacer para sobrevivir puede ser muy distinto de lo que necesita hacer para vivir.

Las esporas vegetales son oportunistas. La fuerza vital espera dentro de ellas, estudiando el ambiente, buscando la primera oportunidad para florecer. Pero la gente puede olvidar que convertirse en espora es sólo una estrategia temporal. Pocos estudian el ambiente, como lo hacen las esporas vegetales, para ver si las condiciones han cambiado y pueden encontrar lo que necesitan para florecer y reclamar su integridad. Muchas personas aún escondemos las partes de nosotros que eran inaceptables para nuestros padres o maestros, aunque ellos se hayan ido desde hace mucho tiempo, y su mundo con ellos. En el mundo de mi infancia, los niños nunca lloraban; aquéllos que lo hacían eran tachados de "niñas". Por supuesto, se esperaba que todas las niñas fueran "femeninas". El mundo en el cual vivimos hoy ofrece muchas más oportunidades para la expresión, pero es posible que sigamos viviendo en él como si todavía fuera el terreno hostil de nuestra infancia. La parte más triste es que es posible que hayamos olvidado cómo es ser íntegros. Cómo es sentir y llorar, cómo es tomar la iniciativa y tener un punto de vista propio.

Reclamarnos a nosotros mismos con frecuencia significa llegar a reconocer y aceptar que tenemos adentro los dos lados de todas las cosas. Somos capaces de sentir miedo y coraje, generosidad y egoísmo, vulnerabilidad y fuerza. Estas características no se anulan unas a otras, sino que nos ofrecen un amplio espectro de poder y capacidad para responderle a la vida. La vida es tan compleja como lo somos nosotros. A veces nuestra vulnerabilidad es nuestra fuerza, nuestro miedo estimula nuestro valor, y nuestras heridas son el camino hacia la integridad. No es un mundo en blanco y negro; es un mundo real. Al llamarnos a nosotros mismos "cola" o "cabeza", es probable que nunca poseamos ni lleguemos a gastar nuestras riquezas como humanos, el oro puro del cual está hecha nuestra moneda.

Pero los juicios pueden sanar con el tiempo. Una de las ventajas de envejecer es descubrir que muchas de las cosas que creíamos que eran debilidades se han convertido con el tiempo en fortalezas, y otras de las cuales nos sentíamos injustificadamente orgullosos han demostrado ser, al final, debilidades. Cosas que oculté de los demás durante años se han convertido en el ancla y la riqueza de mi edad adulta. ¡Qué bendición es sobrevivir a nuestros propios juicios y cosechar nuestros fracasos!

HACER LAS COSAS BIEN

Vi por primera vez a Jorge cuando era un estudiante universitario de cuarto año, en el momento en que a su padre le diagnosticaron un cáncer de próstata. Ahora, en su último año, había regresado para discutir problemas que no sentía que pudiera discutir en ninguna otra parte. Cuando su padre estuvo enfermo, Miguel, su compañero de apartamento, había sido su más firme apoyo. Ahora Miguel tenía problemas serios, pues estaba involucrado con un grupo que usaba cocaína. Jorge sentía que Miguel se estaba volviendo drogadicto, pero todos sus sutiles intentos por hablar sobre esto habían sido inútiles. Miguel era tan inteligente que sus capacidades compensaban los problemas de su hábito, y seguía siendo tan brillante en sus estudios que sólo Jorge sospechaba su problema.

Jorge era un dedicado practicante de budismo. Como él lo entendía, la esencia de esta enseñanza espiritual es mantener una posición de total neutralidad y no interferencia frente a los demás. Esto le costaba trabajo a Jorge;

en su familia era común que todos se criticaran unos a otros y se dijeran cómo debían vivir. Por otra parte, mantener lo que él creía que era una posición budista frente a Miguel se volvió cada vez más difícil, a medida que la conducta personal de Miguel era cada vez más errática. Jorge no sabía qué hacer y por eso había venido para ver las cosas con claridad.

Su relación llegó al punto más crítico una noche en que Jorge trajo a casa a una joven cuya opinión significaba mucho para él. Al abrir la puerta del apartamento, encontró a Miguel sin camisa y aturdido, tirado sobre el piso de la sala en medio de su propio vómito.

"Vi la expresión en la cara de Isabel y simplemente perdí el control", me dijo, con arrepentimiento. "Levanté a Miguel del piso, lo empujé hacia el baño, lo metí en la ducha y abrí la llave. Recuerdo estar parado allí, bajo el chorro de agua fría, golpeándolo contra la pared y gritándole las cosas más horribles. Lo insulté, le dije todas las cosas que llevaba meses luchando por no pensar ni sentir, y luego le di un ultimátum: o terminas con esto o te vas. Era demasiado duro verlo desperdiciándose de esa manera y yo no iba a hacerlo. Cuando pareció despertarse, me cambié la ropa húmeda y me fui con Isabel".

A la mañana siguiente, Jorge se sentía arrepentido y descorazonado. Llevaba diez años de práctica budista y había reaccionado exactamente como lo hubiera hecho su padre. No había podido alcanzar su propia meta de compasión. Había juzgado a Miguel con dureza y se sentía amargamente desilusionado de sí mismo. Tenía pánico de volver a su apartamento; tal vez Miguel ya no estaría allí.

Pero Miguel sí estaba allí. Pálido y visiblemente indispuesto, pero derecho, estaba sentado en el sofá esperando. Hablaron. Jorge escuchó cosas que no sabía: cómo Miguel, el único hijo de una familia socialmente importante y adinerada, había sido educado por personas contratadas por sus padres para cuidarlo y luego, enviado a un colegio en el extranjero cuando tenía siete años. Cómo lo habían mandado siempre a campos de vacaciones, cómo siempre le habían dado lo que quería, pero nunca nadie había pensado que merecía un poco de tiempo y atención. Nadie se había preocupado nunca por él del modo en que Jorge lo había hecho ayer.

Bajo la ducha, Miguel había entendido que su vida le importaba a Jorge, que lo que él estaba haciendo le dolía a Jorge. Calmadamente, Miguel le dijo a Jorge que sabía que estaba en problemas, que lo sabía desde hacía meses, pero que no había creído que nadie quisiera ayudar o estuviera dispuesto a dedicar tiempo para ayudarlo". ¿Tú me ayudarías, Jorge?", le preguntó y se puso a llorar.

Todo esto ocurrió hace algunos años y la historia tuvo un final feliz. Durante un año, los dos muchachos fueron juntos cada noche a un programa contra la adicción a la cocaína. No fue fácil, pero el estar juntos los hizo salir adelante. Miguel es ahora un próspero empresario, está felizmente casado y tiene un hijo. Al reflexionar sobre esa época, Jorge siente que ésa fue una experiencia muy enriquecedora para él.

"Yo siempre estaba tratando de hacer las cosas bien. Entre el budismo y la escuela de administración, siempre estaba tratando de trabajar mis reacciones y mis sentimientos para alcanzar la excelencia. En cierta forma, nunca se me ocurrió que mi natural manera de ser pudiera estar bien. Si Dios hubiese querido que Miguel viviera con Buda, le hubiera mandado a Buda para que fuera su compañero de apartamento. Pero en lugar de eso, le envió un amable muchacho de clase media, que venía de una familia en la que nadie se había siquiera emborrachado. Cuando finalmente actué desde mi verdadero yo, hice exactamente lo que se necesitaba. Al final, lo único que yo tenía para darle a Miguel era mi verdadera manera de ser. Y eso fue suficiente".

ENCONTRAR LAS
PALABRAS CORRECTAS

Durante un viaje a Canadá, hace mucho tiempo, visité un famoso cementerio en el que encontré este epitafio: "Aquí yace George Brown, nació como hombre y murió como gastroenterólogo". Recuerdo que no tenía más de doce o trece años en ese momento, pero esto me inspiró. Puesto que la pericia médica era tan respetada en mi familia, yo pensaba que ella era un valor fundamental. Ya no me siento tan inspirada por la pericia como entonces. Quizás el valor de una vida debe medirse más por su amabilidad que por su capacidad.

    Uno de mis antiguos pacientes es una psicóloga y atleta que corría todas las mañanas en el parque que está cerca de su casa, antes de ir a su consultorio. Con frecuencia, se encontraba allí con un conocido psiquiatra. Sin tener ningún acuerdo oficial, habían corrido juntos aproximadamente a la misma hora durante muchos años. Después de que a ella le diagnosticaron cáncer, por alguna razón su compañero de ejercicios nunca volvió a aparecer. Mi paciente es una mujer fuerte y decidida que, a pesar de someterse a cirugía y quimioterapia, siguió corriendo todos los días. Después de transcurridos unos pocos meses de correr sola, llamó al consultorio del psiquiatra, pero él nunca le devolvió las llamadas.

Una mañana, cerca de un año después de terminar su tratamiento de quimioterapia, tomó un camino distinto y vio al psiquiatra corriendo adelante de ella. Siendo veinte años más joven, lo sobrepasó fácilmente. Cuando iban uno al lado del otro, ella le dijo a su antiguo compañero de ejercicio que le había dolido mucho que él nunca le hubiera devuelto sus llamadas. La comunidad médica a la que ambos pertenecían era pequeña y casi todo el mundo se había enterado de que ella había tenido cáncer. Con seguridad, él debía saberlo. La respuesta del psiquiatra la impactó: "Lo siento. Simplemente no sabía qué decir", contestó.

Le pregunté qué le hubiera gustado oír. Ella sonrió con tristeza y dijo: "Pues, algo como: 'Supe que tuviste un año difícil. ¿Cómo estás?' Una cosa simple y humana como ésa".

DE VUELTA A LO BÁSICO

Hace algunos años, fui invitada a hablar sobre mi trabajo con pacientes de cáncer ante un grupo de doctoras, durante un encuentro local de la Asociación Americana de Mujeres Médicas. Durante la discusión que siguió a la charla, una internista comentó que para ella este trabajo sería difícil. Ella evitaba el contacto con personas que sufren de cáncer, porque un porcentaje de ellas mueren y a ella le parecía muy difícil ocuparse de pacientes que van a morir. "Me siento muy mal cuando agoto todos los tratamientos y ya no hay nada que pueda hacer", confesó. Otras personas del grupo estuvieron de acuerdo con su afirmación.

Les pregunté cuándo había sido la primera vez que se habían sentido incómodas en esa situación. Todas se sorprendieron al notar que nunca se habían sentido tan incómodas antes de ingresar en la facultad de medicina. A medida que avanzó la discusión, se fue haciendo claro que las mujeres nos sentíamos más incómodas en estas situaciones como médicas que como mujeres. Como mujeres, sabíamos que había algo simple y natural en el solo hecho de estar allí, con las demás personas. Lentamente algunos pensamientos al respecto fueron surgiendo. Las mujeres siempre habíamos estado presentes en esos momentos, en la muerte y el nacimiento, y en muchas otras transiciones de la vida. Las mujeres se habían reunido siempre en los momentos de transición, para dar apoyo y compañía, y como testigos, para resaltar la importancia del momento.

Una de las médicas habló sobre su experiencia de cuidar a su madre enferma cuando tenía diecinueve años. Había esperado mucho menos de sí misma. Al principio, sólo llevaba a su madre a las citas médicas, le hacía las compras y hacía sus diligencias. A medida que su madre se sintió más débil, comenzó a prepararle las comidas y a hacer el aseo de la casa. Cuando su madre dejó de comer, la escuchó y le leyó durante largas horas. Cuando entró en coma, le cambió las sábanas, la bañó y la masajeó la espalda con cremas. Siempre parecía haber algo más que hacer, otra manera de cuidarla. Estas demostraciones se volvieron cada vez más simples. "Al final", nos dijo, "sólo la abrazaba y le cantaba".

Hubo un silencio largo y lleno de reflexión. Luego una de las mujeres mayores dijo que ella también tendía a evitar las situaciones en las que ya no había tratamiento posible; se sentía impotente. Pero ahora veía que aunque ya no hubiera nada que hacer desde el punto de vista médico, todavía había cosas que ella podía decir o hacer y que podían ser importantes. Gestos amables, maneras de ayudar. Sencillamente, ella las había olvidado. Su voz tembló un poco.

Yo la miré con más atención: esta cirujana fuerte y capaz, de sesenta años, tenía lágrimas en los ojos. Fue asombroso.

MÁS ALLÁ DE LA PERFECCIÓN

La totalidad está más allá de la perfección. La perfección es sólo una idea, aunque para la mayoría de los expertos y el resto de nosotros, se ha convertido en una meta. La búsqueda de la perfección puede, de hecho, ser peligrosa para la salud. El tipo de personalidad A, aquéllos para quienes la perfección es una forma de vida, se asocia con la enfermedad cardiaca. El perfeccionismo puede afectar su corazón, así como los corazones de todos los que lo rodean.

Un perfeccionista ve la vida como si fuera uno de esos dibujos que aparecen en los periódicos debajo de la leyenda: "Descubra los errores del dibujo". Y si usted lo mira detenidamente, verá que la mesa sólo tiene tres patas o que la casa no tiene puerta. Recuerdo la sensación de placer que me producían estos dibujos cuando niña. Me pregunto ahora por qué alguien querría obtener tal satisfacción a través del descubrimiento de lo que falta, de lo que está mal, de lo que está "dañado".

La búsqueda de la perfección se ha convertido en una grave adicción de nuestro tiempo. Por fortuna, el perfeccionismo es algo que se aprende. Nadie nace perfeccionista y ésta es la razón por la cual es posible curarse. Yo soy una perfeccionista curada. Antes de curarme, sentía que yo y todo el mundo teníamos defectos, que lo que éramos y lo que hacíamos nunca era suficientemente bueno. Yo juzgaba a la vida misma. El perfeccionismo es la creencia de que la vida tiene defectos.

A veces, los perfeccionistas tienen un padre perfeccionista, una persona que aprueba lo que los demás hacen sólo con base en su manera de presentarse y en sus logros. Los niños aprenden rápidamente que son amados por lo que hacen y no simplemente por lo que son. Desde la perspectiva de un padre perfeccionista, lo que usted hace nunca parece ser tan bueno como lo que hubiera hecho si se hubiera esforzado un poco más. La vida de estos niños puede convertirse en una lucha constante por ganar amor. Pero, por supuesto, el amor no se gana; es un don que nos damos los unos a los otros. Cualquier cosa que necesite ser ganada es sólo aprobación.

Pocos perfeccionistas conocen la diferencia entre al amor y la aprobación. El perfeccionismo está tan extendido en nuestra cultura que, de hecho, tuvimos que inventar otra palabra para el amor. "Amor incondicional", decimos, aunque todo el amor es incondicional. Lo demás es sólo aprobación.

La búsqueda de la perfección se incorpora en todos los entrenamientos profesionales. Pero mucho antes de llegar a la facultad de medicina, mi padre me entrenó en el perfeccionismo. Cuando era niña, cada vez que llegaba a casa con una nota de cuatro con ocho en un examen, invariablemente me decía: "¿Qué pasó con los otros dos puntos?"

Yo adoraba a mi papá y toda mi infancia estuvo enfocada al logro de esos otros dos puntos. Cuando tuve veinte años, era tan perfeccionista como él. Ya no era necesario que él me preguntara por los otros dos puntos, yo ya lo había hecho por mi cuenta. Esto fue muchos años antes de que averiguara que esos dos puntos no importaban, que ellos no son el secreto para tener una vida que valga la pena recordar, que ellos no nos hacen más amables, o completos.

La vida nos ofrece muchos maestros y muchas enseñanzas. Para mí, uno de ellos fue David, un artista que fue mi primer amor; la prueba viviente de que los opuestos se atraen. Durante el tiempo que estuvimos juntos, mi licencia de conducción expiró y tuve que hacer un examen escrito sobre las reglas del tránsito para renovarla. La oficina de tránsito me había enviado un pequeño folleto para que lo estudiara. Así lo hice por varios días, pero todo el tiempo mientras estaba memorizando qué significaban las líneas blancas y las líneas amarillas, David trataba de persuadirme de ir a bailar o simplemente de conversar. Yo le decía que no tenía tiempo. Por supuesto, obtuve la mejor calificación en el examen. Triunfante, corrí a su estudio para contarle que me había ido muy bien, pero David levantó los ojos del cuadro que estaba haciendo con una expresión de ternura y me dijo: "Mi amor, ¿para qué querías que te fuera tan bien?"

Ésa no era la respuesta que yo esperaba. De repente, entendí que había sacrificado una gran cantidad de cosas para obtener la mejor calificación en un examen que sólo necesitaba pasar para poder conducir. Había pasado días estudiando para él, días que habría podido aprovechar de una manera mucho más inteligente. Había aprendido cosas que ni siquiera quería saber. Sentía que no tenía alternativa. Si mi padre no podía aprobar que yo no tuviera la calificación más alta, yo tampoco podía aceptar no tenerla, aunque fuera en el examen para renovar la licencia de conducir. Como la mayoría de los adictos, estaba fuera de control.

Claramente no se trataba de la licencia de conducción. Tampoco de la calificación. Se trataba de la necesidad de merecer amor. Por fortuna, David no jugaba con esas reglas; ni siquiera conocía el juego.

UN HÉROE COMUN

Mi tío era un héroe. Como todos los hombres en la familia de mamá, era médico, primero médico general y después patólogo. Durante la Segunda Guerra Mundial, participó en una acción por la cual recibió una medalla.

La historia fue así. Mi tío era uno de los médicos que iba detrás de las tropas. Siguiendo una información falsa, los soldados iban avanzando en la creencia de que la zona donde estaban había sido despejada de enemigos. A medida que quedaron al descubierto, el enemigo oculto abrió fuego, y en segundos el campo quedó cubierto de hombres heridos y agonizantes. El enemigo continuó disparando, nadie podía levantarse. Los refuerzos aéreos tardarían más de doce horas en atacar las posiciones enemigas. Mi tío, arrastrándose sobre el abdomen con una provisión de medicamentos atados a la espalda, puso torniquetes, detuvo hemorragias, tomó mensajes muchas veces escritos en el reverso de borrosas fotografías, y aplicó los santos óleos durante todo ese tiempo. Cuando los refuerzos llegaron y el enemigo fue obligado a retroceder, era evidente que mi tío había salvado decenas de vidas.

Fue condecorado por su hazaña y su fotografía apareció en la primera página de nuestro periódico local. Yo tenía cerca de siete años en ese momento y con un verdadero héroe en mi familia, rápidamente me convertí en el tema de todas las conversaciones del colegio. Lo mejor de todo era que mi tío tenía unos días de permiso y vendría a visitarnos. Estaba loca de la emoción.

Secretamente, quedé asombrada ante estos hechos. Mi tío era bajo de estatura, se estaba quedando calvo y usaba anteojos. Incluso tenía un poco de barriga. Tal vez se vería diferente ahora, pero no entonces. Tímido, como siempre, parecía incómodo con todo el alboroto y cuando los vecinos, uno tras otro, vinieron a estrechar su mano. Finalmente yo encontré un momento para acercarme. Me encaramé en su regazo y le dije lo valiente que creía que había sido y que estaba segura de que él nunca tenía miedo de nada. Con una sonrisa, me dijo que eso estaba lejos de la realidad, que en ese momento había estado tan asustado como nunca antes en su vida. Muy desilusionada, pregunté: "Entonces, ¿por qué te dieron una medalla?"

Con gentileza, me explicó que cualquiera que no se asuste en medio de una guerra es un tonto y que a la gente no le dan medallas por actuar como tonta. Que ser valiente no significa no tener miedo; con frecuencia significa tener miedo y actuar de todas maneras.

Ésa fue la primera enseñanza sobre el valor que recibí

en mi vida y significó mucho para mí. En esa época, yo tenía miedo de la oscuridad y me sentía muy apenada por eso. Pero si mi tío, que era un héroe, también tenía miedo, quizás yo aún tenía esperanza. El miedo me había limitado, me había humillado y había lesionado mi autoestima; pero al hablarme sobre su miedo, mi tío me liberó. Su heroísmo se convirtió en una parte de mi historia, tanto como de la suya.

BUSCAR CONSUELO

Nos han enseñado desde pequeños que sentir dolor es una falla del carácter, y a menudo reaccionamos ante el dolor como si fuera un atentado contra las buenas maneras. En otras culturas, el sufrimiento y el sentido de pérdida no son actividades tan solitarias. Enfrentar el dolor sin compañía nos hace aun más vulnerables y genera un sufrimiento innecesario.

Una vez tuve una paciente que llegó a su segunda cita excusándose por no haber venido a la primera porque la semana anterior, cuando se suponía que debía estar en mi consultorio, estaba en la sala de urgencias del hospital. Yo no me había enterado de eso y le pregunte qué le había pasado. Me dijo que había sufrido una obstrucción intestinal causada por adherencias que tenía desde que se había sometido a radioterapia, años atrás, para tratarse un cáncer. El dolor había sido muy fuerte y había durado todo un día, pero ahora estaba bien. Cuando comenzó a sentir el dolor, se dio cuenta de que se trataba de algo serio, por eso empacó en un maletín su maquillaje, una pijama y la novela de misterio que llevaba por la mitad, y se dirigió en su automóvil hasta el hospital, que estaba a más de dos horas de su casa.

Habiendo sufrido varias obstrucciones intestinales, yo sabía perfectamente cuán fuerte podía ser ese dolor. Por eso le pregunté cómo había sido capaz de conducir hasta el hospital. Ella me contó que cada vez que le venía el dolor, tenía que salirse de la carretera y esperar a que le pasara para volver a arrancar. Además, por fortuna había tenido la precaución de llevar una bolsa y una toalla, pues una o dos veces había tenido que detenerse para vomitar. Se sentía muy enferma, pero había sido capaz de llegar al hospital, aunque le había tomado mucho más tiempo del normal. Asombrada, le pregunté por qué no había llamado a alguien para que la acompañara. Ella me dijo que esto había pasado a mediodía y que a esa hora todo el mundo estaba trabajando.

Había pasado todo el día siguiente en el hospital sola. Le pregunté nuevamente por qué no había llamado a nadie incluso ese día. "¿Para qué tendría que llamar a alguien?", me respondió irritada. "Ninguno de mis amigos sabe nada sobre obstrucciones intestinales". "Entonces, ¿por qué no me llamaste a mí?", le pregunté. "Bueno, porque ésa tampoco es su especialidad", dijo.

"Elsa", le dije, "hasta los niños buscan instintivamente la ayuda de los demás cuando se caen". Con mucho resentimiento, contestó: "Sí, yo nunca he entendido por qué. Es un reflejo tan tonto, buscar consuelo no alivia el dolor en lo más mínimo". Yo estaba asombrada. "Elsa", le dije, "no se trata de aliviar el dolor sino la soledad".

Muchas personas enfrentan el dolor de la manera como Elsa lo hizo. Cuando estaba sufriendo, pensaba que lo único importante que otra persona le podía ofrecer era conocimiento. Su mamá había muerto cuando ella nació, por eso a ella nunca se le pasó por la cabeza que algo pudiera aliviar la soledad.

ASÍ FUE

Durante mi internado en pediatría, solía besar en secreto a todos mis pequeños pacientes. Ésta era una conducta tan aberrantemente "poco profesional" que siempre tenía cuidado de que nadie me viera. Tarde en la noche, con la excusa de que iba a revisar una curación o el goteo de un antibiótico, solía recorrer sola el pabellón de pediatría, dándoles a todos los niños un beso de buenas noches. Si alguno tenía un juguete o una manta preferida, yo me aseguraba de que la tuvieran cerca; y si alguno estaba llorando, llegaba hasta cantarle una canción. Nunca le mencioné a nadie esta dimensión de mi trabajo como médica. Pensaba que los otros residentes, en su mayoría hombres, me subestimarían si supieran mi secreto.

Una noche, mientras estaba hablando con el papá de un paciente en el corredor, miré hacia un lado y vi a Samuel, el jefe de residentes, inclinarse sobre la cuna de una pequeña con leucemia para besarla en la frente. En ese momento me di cuenta de que los demás también debían sostener la misma lucha para extender sus cuidados más allá del profesionalismo aceptado y expresar su preocupación de una manera más natural. Tal vez había una manera de hablar acerca de estas cosas, aunque fuera para apoyarnos los unos a los otros.

Una noche, mientras esperábamos que nos llamaran a la sala de cirugía, le conté a Samuel lo que había visto y cuánto había significado para mí. Aunque estábamos solos en el salón de descanso, él negó rotundamente el asunto y yo guardé silencio, incómoda por haberlo mencionado. Durante el resto del año, Samuel y yo trabajamos juntos treinta y seis horas seguidas en cada turno. Nos convertimos en un buen equipo, en buenos amigos y hasta en compañeros ocasionales de diversión, pero nunca volvimos a mencionar ese asunto.

La integridad de Samuel era casi legendaria. Él nunca alteraría un resultado de laboratorio, ni diría que había leído un artículo si no era cierto. Pero habría tenido que superar su imagen profesional y su entrenamiento para admitir su tierna reacción frente a esa niñita. No obstante, tal cosa era imposible en ese momento; y es escasamente posible ahora. La expresión directa del interés personal por una paciente en forma distinta de a través de la disposición para trabajar treinta y seis hora seguidas o pasarse la noche revisando la literatura médica sobre los tratamientos más avanzados, significaba transgredir el fuerte código profesional de la medicina. Ése era, simplemente, un comportamiento poco profesional. No volví a besar a los niños en aquella época. Correr ese riesgo no parecía tener sentido.

De cierta manera, el entrenamiento médico es como una enfermedad. Pasarán años antes de que pueda recuperarme totalmente del mío.

EL DON DE CURAR

El Commonweal Cancer Help Program es un programa de retiros para pacientes con cáncer en California del Norte. Desde que el programa comenzó, en 1984, hemos realizado setenta y cinco retiros de una semana de duración. Todas la mañanas, durante los retiros, se organiza una sesión de debate que usualmente comienza con un breve ejercicio de meditación. Durante uno de los primeros retiros, Guillermo fue el primero en hablar después del rato de silencio. En una voz suave y profunda, nos contó cuán importante era para él estar con personas que sufrían de cáncer, personas que podían entender lo que le estaba pasando. Hizo un breve silencio y luego comenzó a hablar sobre su médico, un oncólogo que lo venía tratando con quimioterapia desde hacía un tiempo.

Cada semana, Guillermo iba al consultorio del médico para recibir sus medicamentos. Al terminar, éste se sentaba con él a conversar un momento; no más de quince minutos. Antes de venir al programa, su médico era la única persona con la cual Guillermo podía hablar honestamente, la única que entendía las circunstancias por las que él estaba atravesando.

El cáncer había cambiado su vida. Vivía ahora tan lejos de la vida normal, de la vida común y corriente, que con frecuencia se sentía solo. Muchas personas no querían escuchar lo que él estaba viviendo, o no podían entender cosas que nunca les habían ocurrido. Algunas parecían afectarse tanto por todo ese sufrimiento que Guillermo sentía la necesidad de protegerlas de todo el asunto guardando silencio. Pero su médico sí entendía. Durante quince minutos cada semana, podía hablar con alguien que le prestaba atención, que no necesitaba que le explicaran lo que estaba pasando y que tampoco se asustaba con sus historias.

La vida de Guillermo había sido distinta incluso antes de tener cáncer. Nacido y criado en Alemania Oriental, había escapado de su país dejando atrás todas las cosas y las personas que quería. Durante años, se había sentido aislado y desamparado, un refugiado. Luego había conocido a Liliana, quien lo había acogido y lo había ayudado a integrarse otra vez a la sociedad a través de su amor. Pero, poco después de haberse casado, le habían diagnosticado un cáncer de hígado.

Desde hacía algún tiempo, Guillermo venía sospechando que la quimioterapia ya no le estaba sirviendo. Cuando finalmente se convenció de eso, habló con su médico y le sugirió que suspendieran el tratamiento, pero le preguntó que si podía seguir viniendo cada semana sólo a conversar. El médico respondió abruptamente: "Si usted rehúsa someterse a la quimioterapia, no hay nada que yo pueda hacer por usted".

Guillermo se había sentido rechazado. "Cuando menciono la posibilidad de suspender el tratamiento, mi médico asume una actitud totalmente profesional. Usualmente somos amigos, pero cuando hablo de esto, me priva de su amistad. Él es la única persona con la que hablo; su amistad significa mucho para mí". Así que Guillermo había continuado recibiendo quimioterapia sólo para conservar esos pocos minutos de contacto y comprensión de su médico.

Las otras personas del grupo lo escuchaban con atención. Hubo otro breve silencio y luego Guillermo dijo, con suavidad: "El cariño de mi médico es tan importante para mí como su quimioterapia, sólo que él no lo sabe".

Estas palabras significaron mucho para mí. Yo tampoco lo sabía. Durante años, había creído que, como médica, mis sentimientos hacia los pacientes no importaban y que la única cosa valiosa que yo tenía para ofrecer eran mis conocimientos y mi experiencia. Mi entrenamiento me había convencido de abandonar mi verdad. La medicina está tan cerca del amor como de la ciencia, y la relación entre los dos es importante incluso en las situaciones más críticas.

Pero había otra cosa que me había conmovido de la historia de Guillermo: su médico era paciente mío. Semana tras semana, desde las profundidades de una depresión crónica, este médico me decía que nadie se preocupaba por él, que él no le importaba a nadie, que era sólo otra bata blanca en el hospital, un pago de la hipoteca para su esposa y una mensualidad segura para su hijo. Nadie lo notaría si él desaparecía, siempre y cuando que hubiera alguien más que pasara la revista en el hospital y sacara la basura en la casa. Y allí estaba Guillermo, llevándole a su médico la misma asombrosa revelación, el mismo alivio que me había traído a mí. Pero éste estaba tan atrapado en su sentimiento de fracaso por no poder curar el cáncer, que no la podía recibir.

SOBRE NOMBRES Y REVERENCIA

Una etiqueta es un máscara que usa la vida. Le ponemos etiquetas a la vida todo el tiempo. Calificar las cosas de "bien", "mal", "éxito", "fracaso", "afortunado", "desafortunado" puede ser una manera tan limitante de ver las cosas como decir: "diabético", "epiléptico", "maniaco-depresivo" o, incluso, "inválido". El acto de calificar le impone a la vida unas expectativas que son con frecuencia tan absorbentes que ya no podemos ver las cosas tal como son en realidad. Estas expectativas nos hacen pensar muchas veces que ya conocemos cosas que son en realidad nuevas y desconocidas para nosotros. De tal manera que nos relacionamos con nuestras expectativas sobre la vida y no con la vida misma.

Esto nos conduce a la idea de que la manera como vemos una enfermedad puede afectarnos tanto como la enfermedad misma. Las creencias nos encierran o nos liberan. Las etiquetas se pueden volver profecías que se cumplen por sí mismas. Los estudios sobre la muerte vudú sugieren que, bajo ciertas circunstancias, las creencias pueden llevarnos incluso a la muerte.

Es posible que necesitemos tomarnos las etiquetas, y hasta los conceptos de los expertos, de una manera mucho más ligera. Hace algunos años, formé parte del jurado de tesis de una mujer que estaba estudiando la remisión espontánea del cáncer. Entre las personas que contestaron su aviso de prensa convocando a quienes creyeran que habían tenido una experiencia inusual de curación, estaba un campesino que había sobrevivido al cáncer a pesar de tener un pronóstico muy malo. Ella me contó sobre este hombre un noche, por teléfono. Creía que los resultados de sobrevivencia de este hombre tenían que ver con su actitud. "Él no se tomó tan en serio su enfermedad", me dijo.

Confundida, le pregunté si acaso se había negado a aceptar que tenía cáncer. No, me explicó ella; ante el pronóstico de su médico, él sólo había tomado la misma actitud que tomaba ante los conceptos de los agrónomos expertos del gobierno que venían a examinar sus tierras. Como se trataba de hombres educados, él los respetaba y los escuchaba con atención cuando le mostraban los resultados de sus pruebas y le decían que, de acuerdo con sus hallazgos, en esa tierra no podía crecer el maíz. Verdaderamente valoraba sus opiniones, pero "la mayoría del tiempo el maíz crece aquí de todas maneras", le había dicho a mi estudiante.

De acuerdo con mi experiencia, un diagnóstico es una opinión y no una predicción. ¿Qué pasaría si más personas se permitieran sentir la presencia de lo desconocido y aceptaran las palabras de sus médicos en esta misma forma? El diagnóstico es cáncer; lo que esto significa aún está por descubrirse.

Como un diagnóstico, una etiqueta es un intento por obtener el control y manejar la incertidumbre. Nos puede permitir refugiarnos en la seguridad y la comodidad de un concepto mental definido y animarnos a no pensar más en el asunto. Pero la vida nunca llega a un punto definitivo, la vida es proceso, incluso misterio. Sólo quien encuentra la manera de sentirse cómodo con el cambio y lo desconocido conoce la vida. Dada la naturaleza de la vida, no hay seguridad, sólo aventura.

EL BOSQUE SIN NOMBRES

Justo antes de encontrarse con Tweedledum y Tweedledee, Alicia entra en el bosque sin nombres y se encuentra con un joven ciervo. Ni Alicia ni el ciervo pueden recordar sus nombres, pero no importa. Caminan juntos, "Alicia rodeando cariñosamente con sus brazos el suave cuello del ciervo", hasta que llegan al borde del bosque. Una vez allí, el ciervo recuerda repentinamente su nombre y mira a Alicia con horror. "Soy un ciervo", grita, "y ¡por Dios!, tú eres una niña". Aterrorizado, huye rápidamente.

Cuando era niña, pasé muchos veranos sola, en una playa desierta en Long Island, recogiendo conchitas, escarbando la arena para buscar almejas, llevando una vida muy distinta de la que llevaba en la ciudad, el resto del año. Día tras día observaba todo, y comencé a desarrollar un ojo especial para ver el cambio en toda su sutileza. El resto del año, en la ciudad de Nueva York, no miraba directamente a nadie, ni conocía ni hablaba con extraños.

Esas vacaciones me brindaban mucha paz y la capacidad de estar a solas, pero no sola. Tengo muy buenos recuerdos de esa época. Cada mañana, el mar descubría nuevos tesoros: pedazos de madera provenientes de botes hundidos, trozos de vidrio labrados por el agua hasta volverlos tan suaves como la seda, ocasionales medusas. Incluso una vez encontré un par de anteojos con un solo lente. Algunos de los recuerdos más vívidos de esa época tienen que ver con las hermosas aves blancas que volaban constantemente sobre mi cabeza. Recuerdo cómo sus alas se volvían transparentes cuando pasaban contra la luz del sol. Parecían alas de ángeles. Recuerdo que mi corazón las seguía y cuánto quería tener yo también alas para volar.

Muchos años después, tuve la oportunidad de caminar otra vez por esa misma playa. Fue una gran desilusión. Había restos de algas y basura a todo lo largo de la playa, y gaviotas por todas partes, graznando ruidosamente, rapándose la basura y las ocasionales criaturas muertas que el mar traía.

Descorazonada, me dirigí a casa y sólo cuando estaba a medio camino, me di cuenta de que las gaviotas eran las mismas aves blancas de mi infancia. La playa no había cambiado; las vidas sagradas seguían allí, más allá de las etiquetas y los juicios, en el bosque sin nombres.

III
Trampas

Quienes no se quieren a sí mismos tal como son, rara vez quieren a la vida tal como es. Muchas personas han llegado a preferir ciertas experiencias de la vida sobre otras que niegan y rechazan, sin darse cuenta del valor de las cosas que pueden estar escondidas bajo una envoltura simple o fea. Al evitar siempre el dolor y buscar sólo la comodidad a toda costa, podemos perder la intimidad o la compasión; al rechazar el cambio y los riesgos, con frecuencia nos engañamos a nosotros mismos; al negar nuestro sufrimiento, es posible que nunca conozcamos nuestra fuerza ni nuestra grandeza, o incluso, que nunca sepamos que podemos confiar en el amor que recibimos.

Es una actitud natural, incluso instintiva, preferir la comodidad al dolor, lo conocido a lo desconocido. Pero a veces nuestros instintos no son sabios. La vida por lo general nos ofrece más de lo que nuestras tendencias y preferencias nos permiten tener. Más allá de la comodidad está la gracia, el misterio y la aventura. Es probable que necesitemos abandonar nuestras creencias e ideas sobre la vida para poder disfrutar de ella.

La pérdida de la integridad emocional o espiritual puede ser la fuente de nuestro sufrimiento. De una manera muy paradójica, el dolor puede apuntar en dirección de una totalidad mucho más grande y convertirse en una potente fuerza de curación de tal sufrimiento.

Una mujer con enfermedad cardiaca y angina crónica me habló una vez de las desventajas de la cirugía que la había aliviado de sus síntomas. Antes de la cirugía, ella sufría de frecuentes dolores en el pecho causados por su enfermedad. A lo largo de los años, había cambiado su dieta, había aprendido a meditar y había logrado controlar gran parte de su dolor; sin embargo, una fracción de su dolor había resistido a sus esfuerzos. Al observar la situación con atención, se había dado cuenta de que sentía más dolor cuando estaba a punto de hacer o decir algo que atentaba contra su integridad como persona, algo que no estaba totalmente de acuerdo con sus valores. Generalmente se trataba de cosas pequeñas, como no decirle a su esposo algo que él no parecía querer oír, o estirar sus valores un poco para aceptar los de otras personas; momentos en los que ella permitía que su verdadera identidad se volviera invisible. Aun más sorprendente, a veces ella se daba cuenta de que eso estaba pasando, pero a veces el dolor venía primero y entonces, cuando ella examinaba cuidadosamente las circunstancias que lo habían provocado, descubría que en esos momentos estaba traicionando su integridad y enseguida reconocía sus verdaderas creencias al respecto. Había aprendido mucho acerca de sí misma de esta manera, y a pesar de que se sentía físicamente mejor ahora, extrañaba su "consejero interno".

Esto no es tan sorprendente en realidad. Es sabido que la tensión puede afectarnos en la unión más débil de nuestro maquillaje físico. Eleva los niveles de azúcar en la gente diabética, precipita dolores de cabeza en quienes sufren de migraña, y dolores estomacales en personas con úlcera. Dificulta la respiración de los asmáticos y les causa dolores a los artríticos. Lo que es nuevo en esta historia, y en tantas otras que conozco, es que el estrés puede ser tanto un asunto que tiene que ver con hacer concesiones en cuanto a valores, como un problema externo de presión de tiempo y temor al fracaso.

Un dolor inexplicable puede a veces llamar nuestra atención hacia algo que no hemos visto, algo que tememos saber o sentir. Entonces el dolor se aferra a nuestra integridad, reclamando la atención que nosotros nos abstenemos de darle. Lo que llama nuestra atención puede ser una experiencia reprimida o una parte importante de nosotros mismos que no ha logrado expresarse. Cualquier cosa que hayamos negado puede detenernos y represar el flujo creativo de nuestra vida. Cuando evitamos el dolor, podemos vagar por los alrededores de nuestras heridas, a veces durante muchos años, para reunir el coraje de sentirlas.

Si no reclamamos lo que hemos negado, no podremos conocer nuestra integridad ni curarnos. Como dice San Lucas en Apóstoles 4:11, la piedra que los constructores rechazan puede convertirse con el tiempo en la piedra angular del edificio.

Las creencias que tenemos sobre nosotros mismos pueden aprisionarnos. Con los años, he aprendido a respetar el poder de las creencias de la gente. Lo que me sorprende es que una creencia es más que sólo una idea, parece cambiar la manera en la que nos percibimos y vivimos la vida. De acuerdo con el Talmud: "No vemos las cosas tal como son. Las vemos tal como nosotros somos". Una creencia es como un par de anteojos para sol. Cuando llevamos una creencia encima y vemos la vida a través de ella, es difícil convencernos de que lo que vemos no es real. Cuando llevamos puestos nuestros anteojos de sol, la vida nos parece de color verde. Para conocer la realidad, tenemos que recordar que llevamos puestos unos anteojos y quitárnoslos.

Uno de los momentos más grandes de la vida es cuando reconocemos que los llevamos puestos. En ese momento estamos muy cerca de la libertad. Es un instante de mucho poder. A veces, por causa de nuestras creencias, nunca nos hemos visto a nosotros mismos ni a nuestra vida de una manera total. Pero no importa, de todas maneras, podemos reconocer la vida. Nuestra fuerza vital puede no necesitar que la estimulemos; a menudo sólo necesitamos liberarla de donde ha quedado atrapada por las creencias, las actitudes, los juicios de valor y la vergüenza.

CURACIÓN A DISTANCIA

Los médicos han sido entrenados para creer que es la objetividad científica lo que los hace más eficaces en sus esfuerzos por entender y resolver el dolor que los demás les consultan, y que la distancia mental es lo que los protege de salir lastimados de su difícil tarea. Ése es un entrenamiento muy duro; no obstante, la objetividad nos hace mucho más vulnerables emocionalmente que la compasión o la simple humanidad. La objetividad nos separa de la vida que nos rodea y que llevamos por dentro. Esa vida nos lastima a nosotros por igual, sólo que la curación no puede alcanzarnos. Los médicos pagan un precio muy alto por su bien ganada objetividad. La objetividad no es total. En la perspectiva objetiva, nadie puede recurrir a su propia fuerza como ser humano, nadie puede llorar, o aceptar consuelo, o encontrar significado, o rezar. Ninguna persona que no haya sido tocada por la vida puede entender realmente lo que se encuentra a su alrededor.

Con frecuencia se citan las palabras de sir William Osler, uno de los padres de la medicina moderna, recomendando la objetividad como la cualidad esencial del verdadero médico. Pero lo que él dijo en realidad es muy distinto y mucho más profundo que eso. La cita original estaba en latín y la palabra que usó es la palabra latina *aequanimatas*, que se traduce usualmente como "objetividad". No obstante, *aequanimatas* significa 'tranquilidad mental' o 'paz interior'. La paz interior es, sin duda, el último recurso para quienes enfrentan diariamente el sufrimiento, pero ella no se logra a través del distanciamiento de aquéllos que sufren alrededor de nosotros. La paz interior es más un asunto de cultivar la perspectiva, el significado y la sabiduría, incluso cuando la vida nos toca con su dolor. Es una cualidad espiritual más que una cualidad mental.

Hace algunos años, Joseph Campbell dictó un taller para médicos acerca de la experiencia de lo sagrado. En cierto momento de su presentación, nos mostró una serie de diapositivas de imágenes sagradas: pinturas, esculturas, cerámica, tapices y vitrales de muchos lugares y épocas distintas. Recuerdo vívidamente una de estas imágenes: era una representación muy especial de Shiva Nata Raja, un "Shiva danzante" del Museo Lieden de Zurich. Shiva es el nombre hindú para el aspecto masculino de Dios, y aunque estas pequeñas estatuillas de bronce son comunes en la India, pocas personas de la audiencia habíamos visto esta encantadora imagen antes. Shiva, el dios, baila en medio de un anillo de llamas de bronce. Las manos de sus muchos brazos sostienen símbolos de la abundancia de la vida espiritual. A medida que danza, uno de sus pies está levantado, mientras que el otro se apoya sobre la espalda desnuda de un pequeño hombre acurrucado sobre el piso, que observa con atención una hoja que tiene entre las manos.

Los médicos somos observadores entrenados. A pesar de la deslumbrante belleza del dios danzante, todos nos fijamos en el pequeño hombre de la hoja y le preguntamos a Campbell acerca de él. Campbell comenzó a reír. Todavía sonriendo, nos dijo que el pequeño hombre es una persona tan atrapada en el estudio del mundo material que no se da cuenta de que el Dios viviente baila sobre su espalda. Hay un trocito de ese hombre en todos nosotros y, sin duda, en la mayoría de los médicos. Al pensar retrospectivamente en esa escena, me pregunto qué estaría pensando Campbell en ese momento.

La vida es el último y más importante maestro, pero es generalmente a través de la experiencia, y no de la investigación científica, que descubrimos sus lecciones más profundas. Un porcentaje de quienes hemos sobrevivido a experiencias cercanas a la muerte hablamos de un descubrimiento común que nos permitió tener un atisbo del plan de lecciones básico de la vida. Todos estamos aquí para un solo propósito: crecer en sabiduría y aprender a amar mejor. Podemos hacer esto a través de las pérdidas así como a través de las ganancias, teniendo y no teniendo, triunfando o fracasando. Todo lo que tenemos que hacer es mostrarnos con el corazón abierto para recibir la clase.

De tal manera que la satisfacción del propósito de la vida puede depender más de la manera como jugamos que de las cartas que tenemos. Jack Kornfield, el maestro budista, describe una verdad espiritual que aprendió en un juego de bingo al que asistió en Florida, con sus padres. En la pared, en enormes letras, había un aviso que les recordaba a los jugadores: "Es necesario estar presente para ganar".

IMÁGENES EN ESPEJO

Fernando es un profesor de historia que tiene un hermano gemelo, cuyo enorme parecido con él con frecuencia confunde a sus amigos, incluso ahora que tienen 35 años. Durante toda la infancia, sus padres los vistieron igual y eran los únicos que podían decir cuál era cuál. Cuando al hermano gemelo de Fernando le diagnosticaron un melanoma maligno, Fernando supo que él también iba a sufrir esa enfermedad. Su cáncer se demoró dos años en aparecer, en casi el mismo lugar que el de su hermano, pero en el lado opuesto, como la imagen de un espejo. Desde el comienzo, Fernando pensó que lo mismo que le pasara a su hermano iba a pasarle a él. Una noche, un año después de su diagnóstico, Fernando me llamó por teléfono. Me dijo que su hermano se había encontrado una bolita en la ingle. El cáncer se había diseminado. Con la voz ligeramente temblorosa, dijo: "Vamos a morir".

En efecto, la lucha del hermano de Fernando contra el cáncer se hizo más intensa, primero con quimioterapia y luego, después de otra recurrencia, con un transplante de médula y, después de una segunda recurrencia, con más quimioterapia. A través de todo este proceso, la angustia de Fernando por su hermano se veía agravada por la seguridad de que él sería el próximo en caer.

Desde el diagnóstico de su hermano, Fernando se había esforzado por fortalecer su propio sentido de identidad, pero a medida que la enfermedad de su hermano empeoraba, las viejas creencias volvieron a surgir con todo su poder. No estaba seguro de poder sobrevivir a la muerte de su hermano, a pesar de que yo había hecho todo lo posible por resaltar las diferencias entre ellos. "Todos tenemos un cuerpo, pero no somos nuestro cuerpo", le había dicho. Tanto él como su hermano eran también almas; era posible que compartieran una biología común, pero no un destino común. Esto resultaba racionalmente claro para Fernando, pero no cambiaba lo que sentía en el fondo de su corazón. "El alma no controla el cuerpo", me dijo. "Somos biológicamente iguales y la biología es destino. Es sólo cuestión de tiempo".

La barrera que no quería ceder dentro de Fernando era la que formaban sus primeros y más inconscientes recuerdos. Después de todo, él y su hermano habían estado juntos desde el principio; la inviolabilidad que nos rodea a todos dentro del útero los había rodeado a ellos dos juntos. ¿Qué significaban las palabras o los hechos frente a este profundo vínculo? Y, sin embargo, ¿qué tan poderosa era esta creencia para influir sobre el cuerpo? ¿Estaba el destino mediado por la biología o las creencias? Yo no lo sabía.

Comencé a anhelar recibir una señal, algo que pudiera hablarle en su mismo idioma a esa profunda barrera de creencias que se erguía dentro de este muy sofisticado e intelectual muchacho. ¿Tal vez un sueño? ¿O un portento?

Al final, fue más simple que eso. En medio de una sesión, en la cual Fernando había estado hablando de lo que sentía por ser un gemelo y de la incapacidad de los demás para distinguirlo a él de su hermano, de pronto surgió el tema de su propia lucha por diferenciarse él mismo y ser una persona independiente. Su hermano siempre había tratado de cerrar el espacio entre ellos, mientras que él siempre había tratado de establecer ciertos límites. Fernando sentía ahora que todo eso había sido inútil, ¿qué esperanza había de ser una persona independiente, cuando la suerte te ha hecho un gemelo idéntico? No había escape. Con desesperación, Fernando se volvió hacia la vitrina donde guardo los objetos que me han regalado mis pacientes. Tomando los dados que un paciente me había dado, los agitó con fuerza y luego los arrojó sobre el piso. "Suerte", dijo con amargura.

Los dados quedaron allí en la alfombra, dos cubos perfectamente idénticos. Uno mostraba el número uno, y el otro, el seis. Los miramos en silencio y luego, por primera vez en meses, Fernando comenzó a sonreír. A veces todo lo que se necesita es un sentido de la posibilidad.

BUENA SUERTE

Cuando algo salía mal en mi familia, mi padre sacudía la cabeza, diciendo: "Ésa es la suerte de los Remen". Él aplicaba esta frase libremente y por igual a cosas como perder un lugar en el aparcadero, o cosas más importantes en la vida, como su bancarrota o la enfermedad crónica de su única hija. La suerte de los Remen no era, ciertamente, buena suerte. Mi padre, quien no creía en nada más allá de los recursos humanos, creía que la vida era una empresa azarosa y peligrosa, y se sentía abrumado por ella. La suerte de los Remen era invocada con frecuencia. Durante años, pensé que éramos gente muy infortunada.

En 1971, mi padre ganó un premio en la lotería estatal. No era una cantidad muy grande comparada con los estándares de la lotería, pero era más dinero del que mi padre había visto junto en toda su vida. Eso fue como un milagro para él, y también para mí, no por el dinero en sí mismo sino por lo que sucedió después.

Mi padre estaba en el hospital cuando se ganó la lotería, recuperándose de la extirpación de un tumor que resultó ser benigno. Apretó el billete ganador contra su pecho, diciendo que no se podía confiar en nadie para que lo cobrara, ningún miembro de la familia ni ninguno de sus amigos, y ni siquiera mi madre. Estaba convencido de que esa persona escondería el billete, o se lo dejaría robar, o que la gente de la lotería no actuaría honestamente una vez entregáramos el billete. Durante mucho tiempo, no logramos convencerlo de que nos entregara el billete, y a medida que el último plazo para cobrarlo se aproximaba, nos hizo jurar a mi madre y a mí que no diríamos nada sobre esto, diciéndonos que la gente podría aprovecharse de nosotras en alguna forma si lo sabían. Con el tiempo, él mismo cobró el billete, pero nunca gastó ese dinero porque tenía miedo de que los demás se dieran cuenta de que lo tenía.

Gradualmente, una angustia muy familiar se instaló a nuestro alrededor, y fue ahí cuando yo hice mi descubrimiento milagroso. Vi que la suerte de los Remen era una fabricación casera, que no había ninguna manera de que mi padre *pudiera* tener suerte en esta vida, porque él podía convertir cualquier cosa, incluso el hecho de haberse ganado diez millones, en un infortunio, una fuente de dolor, angustia y tensión. Hasta ese momento, realmente había creído que no teníamos suerte. Entonces una sombra negra que siempre me había rodeado se levantó. Desde entonces he vivido de este descubrimiento gracias a ese billete de lotería.

Hice otros descubrimientos en la vida gracias a mi padre: aprendí lecciones sobre ganar y perder. En realidad, no hay nadie que no haya tenido la experiencia de perder algo. Comenzamos a aprender sobre las cosas perdidas desde el nacimiento. Con frecuencia, tomamos hacia el hecho de perder la misma actitud que toma nuestra familia, como yo lo hice. Estas lecciones sobre el hecho de perder y el significado que esto tiene son una de las cosas más importantes que aprendemos en la vida. Sin embargo, usualmente esta sabiduría no se comparte, debido a que cuando perdemos algo, por lo general nos sentimos avergonzados.

Mi padre era hijo de inmigrantes. Había trabajado desde la infancia y mantuvo dos empleos la mayor parte de su vida adulta. Por las noches, solía dormirse en su silla, con los pies metidos en agua caliente, demasiado cansado para hablar. Siempre había trabajado para otra gente, aceptando sus condiciones y para alcanzar sus objetivos. Una de las primeras cosas que recuerdo es la imagen de mi padre diciéndome cuán importante era ser nuestro propio jefe y tener el control de nuestra vida.

Crecí en un apartamento, en el sexto piso de un edificio en Manhattan. A lo largo de toda mi infancia, mi padre y yo jugamos con frecuencia un juego que consistía en que él hablaba de su casa — la casa que tendría algún día, con un lavaplatos eléctrico en la cocina y un jardín —, mientras yo discutía con él sobre si las paredes de la sala debían ser verde claro o color crema, que era el color que a mí más me gustaba, aunque mi padre pensaba que era demasiado sofisticado.

Yo tenía casi veinte años, cuando él y mi madre compraron una pequeña casa en Long Island y él se retiró. Durante un tiempo, el sueño de mi padre pareció haberse realizado. Algunos meses después de que se habían mudado allí, fui un domingo a visitarlos y encontré a mi padre dormido, exhausto, en su silla. Era una imagen familiar de mi infancia, pero yo pensaba que las cosas eran diferentes ahora. Mi madre me contó que él había conseguido un pequeño trabajo para mantener la casa en buen estado, porque las cosas siempre se deterioran.

Durante mi siguiente visita, mi padre estaba otra vez dormido en su silla."¿Están bien?", les pregunté."Bueno", dijo mi madre, "tu padre tiene miedo de que alguien se meta en la casa y nos robe todas las cosas por las que hemos trabajado todos estos años. Está trabajando para poder instalar un sistema de alarma en la casa". Me sentí descorazonada. Pregunté cuánto costaría la alarma y mi madre evadió mi pregunta, diciendo que estarían en capacidad de instalarla en poco tiempo. Meses después, mi padre seguía viéndose exhausto. Preocupada, pregunté cuándo iba a tomar vacaciones. Mi padre negó con la cabeza y dijo: "Este año no. No podemos dejar la casa sola". Sugerí contratar a alguien para que la cuidara, pero a mi padre le horrorizó la idea."Oh, no", me dijo."Tú sabes cómo es la gente. Incluso tus mejores amigos jamás cuidan las cosas de la misma manera en que uno lo hace". Nunca más volvieron a salir de vacaciones.

Al final, mis padres rara vez salían juntos, ni siquiera para ir al cine, por no dejar la casa sola. Podría presentarse un incendio o cualquier otra clase de desastre. Y mi padre siguió haciendo trabajos varios hasta su muerte. La casa terminó ejerciendo más control sobre él que cualquiera de sus antiguos empleadores.

Si le tenemos suficiente miedo a perder, al final las cosas que poseemos terminarán por poseernos a nosotros.

GRACIA

Uno de mis pacientes, un médico que tiene cáncer, llegó un día a su cita muy contento consigo mismo. Conociendo mi amor por las historias, me dijo que había encontrado una historia perfecta y me contó la siguiente parábola:

> Shiva y Shakti, la Pareja Divina del hinduismo, están un día en su morada celestial mirando hacia la Tierra, conmovidos por los retos de la vida humana, la complejidad de las reacciones humanas y la constante presencia del sufrimiento en la vida de los hombres. Durante su observación, Shakti se fija en un hombre miserable que camina por una calle. Está vestido con andrajos y tiene las sandalias amarradas con cuerdas. El corazón de la diosa se llena de compasión y, conmovida por la bondad y la tenacidad del hombre, Shakti se dirige a su esposo y le implora que le dé al hombre un poco de oro. Shiva mira al hombre durante un rato y luego dice: "Amadísima esposa, no

puedo hacer lo que me pides". Shakti se sorprende. "¿Por qué, qué quieres decir, señor?"Tú eres el Amo del Universo. ¿Por qué no puedes hacer una cosa tan simple?"

"No puedo darle eso a ese hombre porque él aún no está listo para recibirlo", contesta Shiva. Shakti se enfada". ¿Quieres decir que no puedes arrojarle una bolsa de oro en su camino?"

"Por supuesto que puedo", responde Shiva, "pero eso es otra cosa".

"Por favor, señor", dice Shakti.

Y entonces Shiva arroja una bolsa de oro en el camino del hombre.

Éste, mientras tanto, camina diciéndose a sí mismo:"Me pregunto si encontraré algo que comer esta noche, ¿o tendré que acostarme con hambre otra vez?"Al salir de una vuelta en el camino, el hombre ve algo en el suelo."¡Aha!", dice."Una piedra grande. Qué afortunado soy de haberla visto. Podría haberme tropezado con ella y destrozar aún más mis sandalias".Y, evadiendo cuidadosamente la bolsa de oro, sigue su camino.

Parece como si la vida arrojara muchas bolsas de oro en nuestro camino; rara vez ellas se ven como lo que son. Entonces le pregunté a mi paciente si la Vida había arrojado alguna vez una bolsa de oro que él hubiera reconocido y usado para enriquecerse. "El cáncer", me dijo sonriendo. "Pensé que usted lo adivinaría".

PRESTIDIGITACIÓN

Recuerdo un tiempo en el que claramente estaba haciendo el papel del pequeño hombre que estudia minuciosamente una hoja y no puede ver que Dios están bailando en su espalda. En el último año de mi entrenamiento en pediatría, tuve un paciente de doce años con anemia aplásica. Una mañana, Carlos se había despertado quejándose de que se sentía cansado. A la mañana siguiente, ya no fue posible despertarlo. Cuando lo trajeron al servicio de urgencias del hospital, su hemoglobina estaba en 5, un tercio del nivel normal. Su medula había dejado repentina e inexplicablemente de producir glóbulos rojos. En esa época, esta condición era casi invariablemente mortal.

Lo hospitalizamos inmediatamente y comenzamos a hacerle transfusiones. Yo fui asignada como médica tratante de este hermoso joven que, a pesar de estar enfermo, era un chiquillo maravilloso a punto de convertirse en adulto. Carlos era un magnífico mago, que maravilló tanto al personal médico como a los otros chicos del pabellón con sus sobresalientes habilidades. Le encantaba engañar a sus médicos; nuestras miradas de asombro cuando sacaba un as de espadas de nuestras orejas o hacía desaparecer unas monedas lo hacían reír. Era un maestro de la ilusión y no importaba cuánto tratáramos de descubrir el truco, nunca pudimos sorprenderlo. A todos nos parecía un niño encantador; su muerte era algo que no podíamos concebir.

Unos pocos meses antes, se había desarrollado un protocolo experimental sobre anemia aplásica que ofrecía una pequeña esperanza de volver a activar su medula. Este tratamiento requería darle enormes dosis de testosterona y así comenzamos a hacerlo. El tratamiento produjo un inmenso cambio en este encantador chiquillo. Le salió mucho pelo y sus rasgos se endurecieron; el rostro se le llenó de acné y su voz se volvió profunda y fuerte. Su sonrisa desapareció y su magia con ella. Se volvió un muchacho triste y temperamental, pero era su vida lo que estaba en juego y por eso continuamos con el tratamiento.

Después de que dejó el hospital, lo controlamos semanalmente en consulta externa. Nadie más quiso hacerlo. Los residentes de último año lo echamos a la suerte , y yo perdí. Semana tras semana, tenía que obligarme a verlo y a duras penas podía enfrentar la esperanza en los ojos de su madre. Sin embargo, llevaba su imagen conmigo a todas partes, espantada por su sufrimiento y sintiendo el dolor por el niño que había desaparecido. Leí toda la literatura existente sobre esta misteriosa enfermedad, y todo lo que leí me señalaba la misma conclusión: no había esperanza. En mi corazón supe que no podría hacer nada; Carlos se iba a morir.

El método para medir la hemoglobina que usábamos entonces tenía un margen de error de 0.2. Un nivel de hemoglobina de 6 significaba que el nievel real de hemoglobina del paciente estaba entre 5.8 y 6.2. También significaba que un resultado de 5.8, 6.0 o 6.2 reflejaba el mismo nivel real de hemoglobina. Por esta razón, cada informe del laboratorio mostraba, además de los resultados del último examen, los del examen anterior para establecer la comparación; y sólo un aumento de más de 0.2 podría considerarse como evidencia de que la medula estaba respondiendo al tratamiento y había vuelto a producir glóbulos rojos. Yo les expliqué todo esto a Carlos y a su familia.

El primer examen arrojó un resultado según el cual la hemoglobina estaba en 6, igual a cuando estaba en el hospital. Miré a su madre e hice un gesto con la cabeza. A la siguiente semana, dio 6 otra vez. Nuevamente sacudí la cabeza. Y la semana siguiente, otro 6. Luego un 6.2. Pero teniendo en cuenta el margen de error del resultado, esto no significaba ningún cambio y, cuando se los dije, vi cómo la esperanza desaparecía de los ojos de su madre; habían transcurrido seis semanas desde el comienzo del tratamiento. A medida que pasaba el tiempo, era más evidente para mí que el tratamiento no estaba funcionando y que era sólo cuestión de tiempo para que Carlos muriera. A la siguiente semana, el resultado de la hemoglobina subió a 6.4, pero el informe señalaba que el resultado anterior había sido 6.2, lo que significaba que seguíamos estando dentro del margen de error. Nuevamente sentí un gran dolor y sacudí la cabeza.

Mi certeza de que Carlos se iba a morir y de que habíamos fracasado en el intento de evitarlo era tan firme que sólo podía enfrentar este asunto una vez por semana. Quería salir corriendo. Semana tras semana miraba los resultados de los exámenes y verificaba los de la semana anterior, y siempre estábamos dentro del margen de error. La hemoglobina de Carlos llegó a subir a 7.4 antes de que yo me diera cuenta de lo que estaba pasando. Y aun en ese momento, sólo desperté porque cuando hice el mismo gesto de siempre al ver los resultados, la mamá de Carlos se me acercó y me dijo con suavidad: "Doctora, mi hijo está mejor, ¡se está recuperando!" Y así era. Yo estaba tan segura de que iba a morir que no fui capaz de darme cuenta. Nuestras expectativas pueden llegar a enceguecernos. Nunca más he vuelto a estar tan segura de nada.

EL TRAJE NUEVO DEL EMPERADOR

Una vida humana tiene estaciones, del mismo modo en que la Tierra tiene estaciones, cada una con su particular belleza, poder y don. No obstante, por habernos concentrado tanto en la primavera y el verano, hemos convertido el proceso natural de la vida en un proceso de pérdida y no en uno de celebración y agradecimiento. La vida no es lineal y tampoco es estática; es movimiento, de misterio en misterio. Así como un año comprende también las épocas del otoño y el invierno, la vida comprende la muerte, pero no como algo opuesto a ella sino como una parte integral de la manera como está hecha.

Negar la muerte es la forma más común de editar la vida. A pesar del poder de la tecnología para revelarnos la naturaleza de este mundo, la muerte permanece como el último enigma, inmune a la tenaz curiosidad de la ciencia. Bien podemos preguntarnos si realmente vale la pena prestarle atención a algo que no puede ser tratado en términos científicos. Sin embargo, la mayoría de las cosas que le dan profundidad, sentido y valor a la vida, son impenetrables para la ciencia.

En 1974, cuando comencé a interesarme en trabajar con gente que estaba enfrentando la muerte, pensé en estudiarla de la misma manera como había estudiado otros temas que habían atraído mi interés profesional. Y entonces comencé por buscar en la biblioteca toda la literatura existente. La biblioteca de la que hablo pertenece a una importante universidad y es una de las más grandes y mejores bibliotecas especializadas en temas médicos de los Estados Unidos. Cuando me acerqué a una de las bibliotecólogas y le pregunté si me podía indicar cuáles eran las mejores publicaciones sobre el tema de la muerte, me preguntó si me refería a dos conocidas revistas médicas sobre cáncer, o a la revista de la Asociación Americana de Cardiología. Yo la miré durante un momento y luego dije otra vez: "Publicaciones sobre el tema de la muerte". Confundida, ella bajó los ojos y comenzó a buscar en su fichero bajo la letra "M" hasta encontrar la referencia de una publicación archivada en las profundidades de la biblioteca. Siguiendo sus instrucciones, bajé varios pisos llenos de publicaciones médicas hasta uno de los sótanos. Una vez allí, comencé a buscar en los estantes repletos de revistas y publicaciones periódicas hasta que por fin encontré la sección sobre la muerte. Se trataba de un único estante, casi vacío, que guardaba cinco números viejos de la *Revista de Tanatología,* dos libros de consejos pastorales para las personas que han perdido a un ser querido, y un ejemplar del Nuevo Testamento.

Cuando me recuperé de la impresión inicial, recuerdo que pensé que debía estar frente a frente con la Sombra de la medicina contemporánea. Con seguridad, los miles y miles de revistas y libros que había dejado atrás para llegar hasta allí podrían ser considerados como una respuesta masiva a la posibilidad de la muerte. Sin embargo, la muerte estaba escondida y no contaba casi con espacio en este enorme monumento al conocimiento que representaba el estado del arte de la medicina. En esa época, todas las bibliotecas de todas las universidades estaban organizadas de la misma manera, y aún muchas permanecen así.

En ese entonces la muerte ocupaba en mi conciencia el mismo estatus que ocupaba en la biblioteca. De hecho, la situación de la biblioteca podría haber sido un reflejo de mi mente. Como la mayoría de los médicos, yo había estado en presencia de la muerte sólo cuando mis denodados esfuerzos por prevenirla habían fallado. Entonces había archivado esas muertes tan pronto como había podido, y había llenado mi mente con los innumerables datos acerca de la enfermedad y las diferentes curas sobre los cuales se basaban mis habilidades.

Mi primera experiencia de la muerte como algo distinto del fracaso profesional ocurrió cuando dirigía el servicio de pediatría de un hospital en San Francisco. Yo no sabía entonces que la muerte podía ser un tiempo de curación o que, a veces, poco antes de que la gente muera, su totalidad puede ser directamente sentida por otras personas.

Una mañana, al llegar al trabajo, me sorprendieron una voces que salían de la puerta cerrada de mi oficina. Adentro, varias enfermeras y residentes estaban discutiendo en un tono raramente emotivo. El tema de esta discusión era uno de los pacientes, un niño de cinco años que estaba en las etapas terminales de una leucemia. Aparentemente, el niño le había dicho esa mañana a la enfermera que lo despertó que se iba a casa ese día. "Por favor ayúdeme a empacar mis cosas", le había pedido, señalando con entusiasmo el maletín que estaba guardado en el armario.

La enfermera estaba aterrada. ¿Quién podría haberle prometido a este niño que se podía ir a su casa, cuando su recuento de plaquetas y glóbulos blancos era absolutamente inexistente, y cuando todo el mundo sabía que este niño era tan frágil que podía desangrarse hasta morir a causa de la herida más sencilla? Ella le había preguntado a las enfermeras del otro turno si alguna le había dicho al niño que se podía ir a casa, pero nadie le había dicho nada. Entonces las enfermeras acusaron a los residentes. Los jóvenes médicos se indignaron ante la sugerencia de que había sido uno de ellos quien le había prometido cruelmente a ese niño una cosa imposible. La discusión se había acalorado y por eso se habían refugiado en la privacidad de mi oficina. "¿Podría irse a su casa en una ambulancia, sólo por una hora?", me preguntaron, deseosos de no tener que romper sus ilusiones. "Pero, ¿le preguntó alguien quién le dijo que se podía ir a casa?", dije. Por supuesto, nadie había querido hablar con él acerca de eso. Yo me sentí exhausta, pero decidí que iría a hablar con él.

El chico estaba sentado sobre la almohada, de frente a la puerta, coloreando un libro, cuando entré en la habitación. Me impresionó lo delgado y lo enfermo que se veía. Levantó la vista y nuestros ojos se cruzaron. En ese momento, las cosas cambiaron. La habitación pareció de repente muy tranquila y la luz adquirió un tinte amarillo. Yo sentí una fuerte presencia y recuerdo que pensé que parecía que él estuviera fuera del tiempo. De pronto, tomé conciencia de la inmensa culpa que sentía con respecto a este niño. Durante meses le había hecho cosas que le habían causado dolor y aun así no había podido curarlo. Entonces lo había evitado y me sentí avergonzada por eso. Cuando nuestros ojos se cruzaron, pareció como si él comprendiera esto de alguna manera y me perdonara. En un instante, fui capaz de perdonarme, no sólo por este niño sino por todos los otros a quienes, a lo largo de mi carrera, había tratado y a quienes había hecho daño sin poder ayudarlos. Fue una especie de curación.

Su fragilidad y mi cansancio desaparecieron y sentimos como si nos reconociéramos el uno al otro. En ese momento, nos volvimos iguales, dos almas que había desempeñado impecablemente su papel en un drama: él como un niño de cinco años y yo como una médica. La obra se había terminado. Había servido a un propósito desconocido y no quedaba nada que perdonar ni que necesitara ser perdonado. Sólo quedaba un profundo sentido de la aceptación y respeto mutuo. Todo esto sucedió en un instante.

Entonces, con una voz llena de dicha, el niño me dijo: "Doctora Remen, me voy a casa". Yo no supe qué decir y murmuré algo como: "Me alegra mucho". Luego retrocedí y cerré la puerta de la habitación. Regresé a mi oficina muy confundida y temblando por la experiencia que acababa de tener. "¿Qué dijo?", me preguntó todo el mundo. Les contesté que no le había preguntado. "¿Por qué no esperamos un poco y vemos qué pasa?", dije. Unas pocas horas después el niño dijo que se sentía cansado; se recostó, tapándose con la sábana hasta la cabeza y silenciosamente se fue de este mundo.

Para todo el personal esto fue muy duro. Se trataba de un niño encantador y todo el mundo en el hospital lo había cuidado durante un tiempo largo. Sin embargo, muchos me dijeron en privado que se habían sentido aliviados porque el niño había muerto antes de que alguien tuviera que decirle que le habían mentido y que no se podía ir a su casa.

La percepción puede necesitar una cierta apertura. Vemos lo que nuestra vida nos ha preparado para ver. Este niño sabía que se iba a casa de una manera mucho más profunda que la que el personal estaba preparado para manejar. En ese tiempo yo tampoco tenía las herramientas para entender esta experiencia, de modo que hice lo más fácil: la olvidé.

Cerca de un año después de mi excursión a la biblioteca en busca de estudios sobre la muerte, comencé a tener una serie de sueños muy vívidos e inquietantes. Me veía a mí misma otra vez al lado de la cama de pacientes del pabellón de pediatría que habían muerto muchos años atrás. Antes de irme a dormir, no era capaz de recordar los nombres de estos niños, pero en sueños recordaba los resultados de sus exámenes de laboratorio, los retratos que había en sus mesas de noche, los nombres de sus animales de peluche e, incluso, los colores y dibujos de sus pijamas. Inconscientemente, podía ver con claridad las múltiples cosas que no había visto plenamente antes, cuando había estado allí. Volvía a oír conversaciones enteras, palabra por palabra, conversaciones llenas de esperanzas y temor, dolor y amor. Veía los cambios de expresión en las caras de personas en las que no había pensado en años. Era como si hubiera guardado en alguna parte las experiencias que me había negado a vivir antes. Pero lo más asustador de estos sueños era que, con el tiempo, comencé a sentir con cada uno lo que nunca antes me había permitido sentir: tristeza, dolor, impotencia y sentido de pérdida. Me despertaba sollozando y no podía dejar de hacerlo a veces durante varias horas.

Estos sueños tenían lugar cada noche. Después de cuatro o cinco noches, llamé a un amigo psiquiatra y le conté mis preocupaciones y temores. Me daba miedo irme a dormir. ¿Me estaría enloqueciendo? "No lo creo", me dijo y me preguntó si estaba dispuesta a retener esta experiencia hasta ver lo que podía significar. No estaba segura de que pudiera. "Me puedes llamar todas las mañanas y contarme tus sueños", dijo, y así lo hice.

Al final llegué a tener veinte o más de estos sueños, y, poco a poco, algo cambió. Comencé a saber lo mucho que me había preocupado por estos niños, cuán significativas e irremplazables habían sido sus vidas, y a preguntarme si sus muertes tenían también un significado. Con el tiempo, comencé a sentir el gran vacío que habían dejado y, por fin, fui capaz de preguntarme honestamente en dónde estarían. Al final yo, que siempre había tomado la muerte de manera tan personal, dejé de verla como un fracaso personal y comencé a verla como un misterio universal. Comencé a recordar viejas experiencias, experiencias de mi infancia, tiempos en los que la muerte no era el enemigo. También recordé al niño que me había dicho que ese día se iba a casa. Algo dentro de mí, que había cerrado sus ojos y huído de la muerte durante años, había regresado y ahora quería ver. Quería estar allí. Como preparación para mi trabajo con personas que están enfrentando enfermedades mortales y que posiblemente van a morir, estos sueños resultaron ser más importantes que el conocimiento que esperaba encontrar en la biblioteca.

TIEMPO DE PAUSA

Hace treinta años, cuando todavía practicaba la medicina en la ciudad de Nueva York, fui invitada a ver una película acerca de la medicina tibetana. Aunque el Tibet era un lugar muy alejado y extraño para mí en esa época, al mismo tiempo que, debido a las presiones de mi entrenamiento, mi tiempo era muy valioso, fui porque estaba muy enamorada del hombre que me invitó. Nunca he olvidado esa película, pero me ha tomado treinta años comenzar a entender de qué se trataba.

    La película era un documental que mostraba un día en una clínica tibetana dirigida por una médica. A diferencia del servicio en el que yo trabajaba, instalado en el primer piso de un edificio de concreto, esta clínica estaba situada en las montañas. El único camino de acceso a ella era una ardua y empinada carretera en cuyas orillas había, cada cinco o seis metros, ruedas de oración, que son grandes cilindros sobre los cuales hay inscritas palabras sagradas, y que la gente hacía girar al pasar de modo que su movimiento esparciera por el aire bendiciones, como un perfume en medio del silencio de la mañana.

Según recuerdo, la película comienza al amanecer, cuando la joven médica está sola en la clínica. Ella inicia el día diciendo sus oraciones y luego enciende una llama en un gran recipiente, que es la señal que indica que la clínica está abierta. Nosotros comenzamos nuestro día más o menos a la misma hora, con una taza de café, un pastel y un poco de charla en la cafetería del hospital.

A medida que observaba la película, comenzó a invadirme una sensación particular, una especie de conciencia como la de la *National Geographic.* Al mismo tiempo, un infranqueable abismo empezó a abrirse entre la médica que veía en el documental y yo.

Luego las puertas de la clínica se abren de par en par, y entra un enorme río de gente compuesto por viejos, enfermos, recién nacidos y moribundos, acompañados de sus seres queridos que rebosan de ansiedad y esperanza. Y yo conocía a esa gente. Era la misma que yo veía en mi servicio. Esta mujer enfrentaba diariamente las mismas situaciones que yo enfrentaba cada día, sólo que en un lugar lejano y con herramientas muy distintas. Enfrentaba las situaciones que quizás enfrentan todos los médicos en todas partes del mundo. Fascinada, la miraba moverse con diligencia realizando su trabajo, escuchando, examinando, diagnosticando, formulando un tratamiento y ofreciendo esperanza cuando la había y consuelo cuando ya no había esperanza. Todo era completamente familiar para mí, a pesar de que no entendía ni una palabra de lo que decían.

La película termina cuando se cierra la clínica por la noche, el momento en que mis colegas y yo nos sentamos en la oficina para tratar de ponernos al día con el trabajo de escritorio. Pero el día termina muy distinto allá. Detrás de las montañas el sol se va ocultando y, una vez se han ido los pacientes, reina de nuevo el silencio. Los ayudantes de la clínica, hombres jóvenes, bajan rápido por la carretera haciendo girar las ruedas de oración a medida que pasan. Cuando ya todos se han ido, la médica se queda sola otra vez. A medida que la oscuridad crece, ella canta una oración cuyas palabras van cayendo una a una sobre el valle que se extiende a sus pies. Luego, en silencio, apaga la llama del gran recipiente.

En los subtítulos decía que ella estaba orando por el fin del sufrimiento, la "liberación de todos los que sufren". Esto me desconcertó, ¿acaso ella estaba orando por la muerte de todas esas personas? ¿Cómo podía alguien tan comprometido con la curación de las enfermedades terminar el día de esa manera? Y, si ella no estaba rezando para que viniera la muerte, entonces ¿por qué rezaba? La palabra liberación no tenía ningún sentido para mí en esa época. Ahora, treinta años después, me parece que hay un lugar donde la curación y la libertad son la misma cosa. Creo que yo también he llegado a desear una medicina cuyo mayor compromiso sea la liberación de todos nosotros, una medicina de la libertad humana.

IV
Libertad

Los budistas hablan de *samsara*, el mundo de la ilusión. Es el lugar en el que la mayoría de nosotros vivimos. Se dice que confundir la ilusión con la realidad es la causa primordial de nuestro sufrimiento. Sin embargo, de cierta manera muy sofisticada, el sufrimiento mismo puede liberarnos de la ilusión. A menudo en momentos de crisis, cuando sacamos lo que consideramos nuestra fortaleza, nos encontramos con nuestra totalidad y nuestro verdadero poder, nuestra manera de ser antes de que nos concentráramos en ganar aprobación y nos quedáramos estancados en un estadio mucho menos fuerte que la totalidad. En un momento de verdadera necesidad, podemos recordar y liberarnos.

La integridad usualmente le llega a la gente de manera lenta y la toma por sorpresa, como parte de un proceso natural de madurez o a través de la necesidad de estar allí para alguien que la necesita. Pero también puede aparecer de la nada en momentos de crisis o pérdida. En mi trabajo he visto a mucha gente recobrar una gran integridad sea porque ha perdido algo o a alguien muy querido.

Me recuerdo muchas veces recorriendo un pasillo de hospital, como una persona joven, impaciente, de mal humor, dispuesta a juzgar todo lo que tuviera en frente, hasta el momento en que entraba en una sala de examen. Allí podrían estarme esperando una madre con su hijo enfermo y, al cerrar la puerta, yo me convertía en una persona mucho más parecida a la que soy ahora. Sin embargo, a los treinta años ésa no era mi manera de ser normal. En medio de mi trabajo yo era una persona mucho más total. En el momento en que entraba en una sala de examen, tenía acceso a una sabiduría, una compasión y una perspectiva mucho mayores que las que tenía minutos antes. Era como si pudiera adelantarme por momentos en el tiempo. Estas transformaciones son muy comunes y con frecuencia responden a las necesidades de los demás.

Con algunas personas podemos llegar a sentirnos más completas por un momento, sentir que somos más. Estas experiencias son como un regalo, nos ayudan a conocer no sólo la dirección de nuestra totalidad individual, sino cómo se siente ser una persona más íntegra. Porque la totalidad de cada persona es única y particular, e incluso personas cuyo comportamiento quisiéramos imitar pueden llegar a distanciarnos de nuestro verdadero camino. Porque nuestra totalidad será diferente de la de ellos, se acomodará mejor a nuestra personalidad y será más alcanzable para nosotros de lo que será la de ellos.

Generalmente buscamos a nuestros héroes y maestros fuera de nosotros. Casi nadie piensa que pueda encontrar en sí mismo el modelo de comportamiento que busca. La integridad que buscamos puede estar atrapada en nuestro interior por creencias, actitudes y dudas. Pero nuestra totalidad existe en nosotros ahora. Aunque esté atrapada, podemos invocarla para pedirle orientación y, más importante, consuelo. Podemos recordarla y, con el tiempo, llegar a vivir de acuerdo con ella.

Todos hemos leído historias acerca de personas que superan grandes limitaciones en respuesta a situaciones extremas. Esta experiencia puede sucederle a un país entero al mismo tiempo. Las historias acerca de la Inglaterra de la postguerra sugieren que muchos ingleses alcanzaron una gran dimensión humana durante los bombardeos alemanes. Pero la mayoría de las veces estas experiencias tienen lugar en momentos ordinarios y de manera corriente. Es común que ni siquiera nos demos cuenta de ello.

Uno de mis pacientes, un joven hombre de negocios que tenía un linfoma, comenzó a preocuparse por su esposa desde el momento de su diagnóstico; se preguntaba cómo iba a manejar ella tanto su enfermedad como la posibilidad de que él muriera. Él la describía como una persona extremadamente tímida y retraída, incluso frágil, que había preferido casarse a escondidas para no tener que enfrentar la ceremonia y la celebración social después. No sabía si ella sería capaz de criar sola a sus hijos y continuar con el próspero negocio que él había iniciado.

La primera vez que la vi, me pareció una persona muy similar a la que su esposo me había descrito. Sin embargo, a medida que él comenzó a luchar contra la quimioterapia, cuando las cosas se volvieron más difíciles, cuando el tratamiento comenzó a fallar hasta que finalmente él murió, ella sufrió un cambio sorprendente. Fue ella quien lo apoyó en las decisiones más difíciles, quien consultó a muchos especialistas del país, quien se hizo cargo de todos sus negocios, aprendiendo sobre la marcha, quien apoyó y consoló a sus hijos. Su valor, tanto en lo personal como en los negocios, era tan admirable como inesperado. Cuando su esposo murió, ella ya estaba totalmente encargada del negocio y luego siguió cosechando éxitos sola.

Unos años después de su muerte, ella me llamó para pedirme una cita. Quería hablar sobre la educación de sus hijos y saber si su esposo alguna vez me había dicho algo que la ayudara a tomar las decisiones que tenía que tomar. La persona que llegó a verme entonces no era la misma que yo había conocido sólo tres años atrás. Yo le comenté que me admiraba su cambio y la increíble fuerza que había mostrado a lo largo de toda la enfermedad de su marido y luego de su muerte para continuar con su propia vida. ¿Alguna vez se había imaginado que sería capaz de hacer todas las cosas que había hecho en los últimos años?

"Bueno, en realidad, no", me dijo. Ella siempre había sido tímida, y todos la habían tachado de tímida desde que era una niña. De manera que nunca nadie le había puesto retos ni ella misma se los había impuesto. Sin embargo, su valor y la capacidad de asumir riesgos le había salido de una manera muy natural. Se había sentido muy sorprendida al principio, pero luego se había dado cuenta de que su valor provenía precisamente de su timidez. "Rachel", me dijo sonriendo, "yo era tan tímida que me costaba trabajo saludar a una persona o ir al supermercado o contestar el teléfono. Me costaba trabajo vivir y hacer las cosas que todo mundo hace sin pensar. Y supongo que así fue que fui convirtiéndome en una persona muy valiente, y cuando llegó el momento en que Jaime me necesitó y yo no podía ayudarlo desde mi timidez, creo que estaba lista".

Hace algunos años, un joven residente de psiquiatría que quería aprender más acerca de las personas que estaban al borde de la muerte estaba asistiendo a una de mis sesiones. Un antiguo hippy, cuyos brazos estaban cubiertos de tatuajes, estaba hablando sobre el profundo amor que sentía por su joven esposa, que estaba muriéndose de cáncer, y sobre la manera como esta increíble capacidad de amar lo había tomado por sorpresa y lo había curado. A medida que hablaba de cosas muy privadas de su vida y experiencias de enorme intimidad y ternura con su esposa, yo miraba al joven psiquiatra freudiano. Había dejado de tomar notas y sus ojos se habían llenado de lágrimas. Después de que salió este paciente, le pregunté si había aprendido algo útil en la sesión. Sonrió con remordimiento. "Somos mucho más de lo que parecemos", dijo.

De hecho, somos mucho más de lo que sabemos. La totalidad nunca se pierde, sólo la olvidamos. Integridad rara vez significa que necesitamos añadirle algo a lo que ya somos: es más un deshacer que un hacer, un liberarnos de creencias acerca de lo que somos y de maneras de ser que nos han hecho adoptar, con el fin de saber quiénes somos realmente. Aun después de muchos años de ver, pensar y vivir de una manera, podemos remontarnos sobre todo eso y llegar hasta nuestra integridad para vivir de una manera que quizás nunca nos imaginamos. Estar con una persona durante este proceso es como verla esculcándose los bolsillos, tratando de recordar dónde puso su alma.

Dos meses después del diagnóstico de un cáncer de seno, una mujer me contó un sueño. Estaba enfrente a la jaula de un águila, en un zoológico, mirando al águila dormir sobre una rama. La jaula, como todas las de las otras aves del zoológico, estaba hecha de una malla dura y pesada. Mientras ella miraba, el águila se despertó, desplegó sus magníficas alas y alzó el vuelo atravesando el techo de la jaula. Ella la observó hasta que se convirtió en un pequeño punto en el firmamento. Cuando finalmente desapareció, ella no se sintió triste sino que, por el contrario, su corazón le dio un brinco en el pecho al notar que no había ningún hueco en el techo de la jaula.

"Es un lindo sueño", pensé y le pregunté cómo lo había entendido ella. Vaciló y me dijo que le asustaba el significado de ese sueño. ¿Significaría, acaso, que iba a morir? Le dije que no sabía, pero que sin duda el sueño hablaba de libertad, y que sospechaba que igualmente podía querer decir que ella iba a vivir.

Tres años después esta misma mujer, maravillada ante los cambios interiores y los descubrimientos que había hecho desde el día de su diagnóstico, me dijo: "¿Quién hubiera pensado que yo podría ser una persona mucho más feliz y tener cáncer? ¿Quién hubiera podido imaginar que eso era posible?"

A menudo cuando reclamamos la libertad de ser quienes verdaderamente somos, recordamos una cualidad humana básica, una insospechada capacidad para el amor o la compasión o cualquier otro sentimiento del legado común que nos pertenece por derecho propio como seres humanos. Lo que encontramos casi siempre es una sorpresa, pero también es algo conocido; como algo que guardamos hace tiempo en el fondo de un cajón y que, una vez lo vemos, lo reconocemos como propio.

EL JARRÓN

A menudo la ira es un señal de compromiso con la vida. La gente que siente rabia es gente a la que la afectan profundamente los sucesos de su vida y tiene fuertes sentimientos acerca de ellos. Como emoción la ira tiene ciertamente sus limitaciones y sin duda es muy mal vista, pero mi experiencia con personas enfermas sugiere que hay algo saludable en ella. Indudablemente los estudios sobre cáncer de Levy, Temoshak y Greer sugieren que muchas de las personas que se recuperan sienten mucha rabia antes. La ira es la exigencia de que algo cambie, un fuerte de deseo de que las cosas sean diferentes. Puede ser una manera de restablecer límites importantes y afirmar la integridad personal frente a una enfermedad que cambia el cuerpo y la vida. Y, tal como lo fue para mí, puede ser la primera expresión de la voluntad de vivir. La ira sólo se vuelve un problema cuando la gente se casa con ella como una forma de vida.

Una de las personas más furiosas con las que he trabajado era un hombre joven con sarcoma osteogénico en la pierna derecha. Había sido atleta durante el colegio y la universidad y hasta el momento de su diagnóstico su vida había sido muy glamorosa. Mujeres hermosas, automóviles de carreras, reconocimiento personal. Dos semanas después de su diagnóstico, su pierna tuvo que ser amputada hasta la rodilla. Esta operación, que salvó su vida, también le puso fin a su vida. Correr se había vuelto una cosa del pasado.

En estos días hay muchas clases de comportamientos autodestructivos a la disposición de un hombre joven resentido como él. Rehusó volver a estudiar. Comenzó a beber demasiado, a consumir drogas, a alejar a sus antiguos admiradores y amigos, y a tener un accidente automovilístico tras otro. Después del segundo accidente, su entrenador me llamó y me lo refirió.

Era un muchacho grande, fuerte y bien parecido, profundamente egocéntrico y solitario. Al principio, experimentaba el tipo de ira que yo conocía muy bien. Invadido por el sentimiento de injusticia y autoconmiseración, odiaba a la gente sana. En nuestra segunda cita, le di un cuaderno de dibujo y le pedí que hiciera un dibujo de su cuerpo, con la esperanza de animarlo a mostrar sus verdaderos sentimientos hacia sí mismo. Dibujó un boceto de un jarrón atravesado en todo el centro por una profunda grieta. Repasó tantas veces la grieta con un lápiz negro que rompió el papel, mientras apretaba los dientes. Tenía lágrimas en los ojos. Eran lágrimas de rabia. Me pareció que el dibujo era una poderosa expresión de su dolor y su pérdida.

Era claro que ese jarrón nunca más podría contener agua ni servir como jarrón nuevamente. Era una imagen dolorosa. Cuando salió, yo doblé el dibujo y lo guardé, me pareció demasiado importante para botarlo.

Con el tiempo, su ira comenzó a cambiar de manera sutil. Una vez comenzó una sesión entregándome un artículo recortado del periódico local. Era un artículo sobre un accidente de motocicleta en el cual un muchacho había perdido una pierna y citaban las declaraciones de los médicos. Cuando terminé de leer, levanté los ojos y lo miré. "Esos idiotas no tienen ni idea sobre eso", dijo con rabia. Durante el mes siguiente, trajo más de estos artículos, algunos tomados del periódico y otros de revistas. Historias sobre una chica que se habían quemado en un incendio, un niño que había perdido la mano en la explosión de un juego de química. Su reacción siempre era la misma: un duro juicio de los bienintencionados esfuerzos de los médicos y los padres de las víctimas. Su rabia por estas otras personas jóvenes fue tomando cada vez más tiempo de nuestras sesiones. Nadie los entendía, a nadie le importaba, nadie sabía en realidad cómo ayudarlos. Él todavía tenía mucha rabia, pero a mí me parecía que debajo de esa rabia estaba creciendo una gran preocupación por los demás. Animada, le pregunté si quería hacer algo al respecto. Sorprendido, primero dijo que no, pero antes de despedirse me preguntó si yo pensaba que él podía conocer a otras personas que hubieran sufrido problemas como el suyo.

Al hospital donde trabajaba llegaban personas de todas partes del mundo, y era muy posible que hubiera algunas personas que sufrieran del tipo de problema que le preocupaba. Le dije que creía que era muy posible y que vería qué podía hacer. Resultó bastante fácil. En pocas semanas, comenzó a visitar en los pabellones del hospital a personas jóvenes que habían sufrido traumas similares al suyo. Regresaba de estas visitas lleno de historias, encantado de descubrir que podía estar con gente joven. A menudo podía prestar ayuda cuando nadie más podía. Después de un tiempo, se sintió capaz de hablar con padres y familias, para ayudarlos a entender mejor y a saber qué se necesitaba. Los médicos, encantados con los resultados de sus visitas, le referían cada vez más personas. Algunos de ellos lo habían visto correr y comenzaron a compartir algún tiempo con él. A medida que él los fue conociendo, su respeto hacia ellos aumentó. Gradualmente su ira se fue desvaneciendo y él se convirtió en una especie de sacerdote. Yo sólo miraba y escuchaba y daba gracias.

De sus historias mi favorita es la que tiene que ver con su visita a una joven que tenía una trágica historia familiar: tanto su madre, como una hermana y una prima habían muerto de cáncer de seno. Otra hermana estaba recibiendo quimioterapia. Esto último la había llevado a hacer algo: a los veintiún años tomó una de las pocas opciones de que disponía, se hizo extirpar los dos senos.

Su visita tuvo lugar una calurosa tarde de verano, y él llevaba puesta una pantaloneta que dejaba ver su pierna artificial. Terriblemente deprimida, ella yacía en la cama con los ojos cerrados y rehusó mirarlo. Él trató por todos los medios de llamar su atención, pero no pudo. Le dijo cosas que sólo otra persona con una mutilación se habría atrevido a decir. Hizo chistes, incluso se puso de mal humor. Ella no respondía. A lo largo de todo este rato, el radio estaba sonando en una emisora de música rock. Frustrado, él finalmente se puso de pie y, en un último intento por llamar su atención, se desabrochó las correas que sostenían su prótesis y la dejó caer al piso en medio de un estruendo. Asustada, ella abrió los ojos y lo vio por primera vez. Entusiasmado, él comenzó a brincar por toda la habitación, haciendo sonar sus dedos al ritmo de la música y riendo duro. Después de un momento, ella también estalló en risas. "Oye", dijo, "si tú puedes bailar, tal vez yo puedo cantar".

Esta jovencita se hizo muy amiga de él y comenzó a acompañarlo en sus visitas al hospital. Ella iba a la universidad y lo animó para que volviera a estudiar psicología y soñara con continuar con el trabajo que estaba haciendo. Con el tiempo se casaron, aunque ella era una chica muy distinta de las modelos y chicas sofisticadas con las que él solía salir antes. Pero mucho antes de esto, nosotros terminamos nuestras sesiones. En nuestra última cita, estábamos revisando su evolución, las cosas que seguían y las que habían cambiado, cuando abrí su historia y encontré el dibujo del jarrón roto que él había hecho dos años antes. Abriéndolo, le pregunté si recordaba el dibujo que había hecho de su cuerpo. Lo tomó y se quedó mirándolo durante un rato. "¿Sabe?", me dijo, "en realidad falta terminarlo". Sorprendida, le alcancé la caja de colores. Tomando el color amarillo, comenzó a dibujar líneas que salían de la grieta del jarrón y que llegaban hasta el borde del papel. Gruesas líneas amarillas, como rayos. Yo lo observaba, intrigada, mientras él sonreía. Finalmente, puso su dedo sobre la grieta y, mirándome, dijo: "De aquí es de donde sale la luz".

El sufrimiento está íntimamente conectado a la totalidad. El poder que tiene el sufrimiento de promover la integridad no es promulgado solamente por la fe cristiana, ha sido parte de casi todas las tradiciones religiosas. Sin embargo, veinte años de trabajar con personas con cáncer, en medio de situaciones de mucho dolor, sugiere que ésta no es una enseñanza o una creencia religiosa sino una especie de ley natural. Esto significa que podemos aprenderla no sólo a través de una revelación divina sino, sencillamente, a través de una cuidadosa y paciente observación de la naturaleza del mundo. El sufrimiento moldea la fuerza de la vida, a veces lo convierte en ira, a veces en la necesidad de culpar a los demás o en autoconmiseración. Con el tiempo, puede mostrarnos la libertad de llevar una vida de amor y servicio.

OTRO TIPO DE SILENCIO

El primer año después de graduarme como médica, uno de mis pacientes fue una niña de quince años con leucemia, hija única de padres ya mayores. En esa época, no había tratamiento para la leucemia, como sí lo hay hoy. La única quimioterapia disponible era muy tóxica y con frecuencia un niño tenía que ser hospitalizado por periodos largos. Esta niña estuvo hospitalizada y recibió varios ciclos, pero su enfermedad continuó hasta que, finalmente, se salió de control. Ya prácticamente se nos había agotado el tiempo.

La niña recibía quimioterapia por vía intravenosa, cada cuatro horas sin descanso. Aunque el tratamiento había sido ordenado por su médico particular, los residentes éramos los únicos médicos que estábamos en el hospital las veinticuatro horas y por eso éramos los encargados de llevar a cabo el tratamiento. Faltando quince minutos para la hora, yo tenía que alistar una bolsa de solución salina. Como la droga que la chica estaba recibiendo era extremadamente cáustica en su forma no diluida, yo tenía que usar un delantal para protegerme, máscara y guantes. Vestida casi como un caballero con su armadura, preparaba una jeringa con la cantidad que necesitaba, verificaba la cantidad y la inyectaba en la bolsa de solución salina. Luego me quitaba el delantal y la máscara, me dirigía con el remedio hasta la cama de Gloria, y se lo inyectaba directamente en su corriente sanguínea. Odiaba hacer eso.

Mis ratos con Gloria eran aun más difíciles porque la política del hospital en ese entonces era no discutir la enfermedad ni la posibilidad de la muerte con un niño sin el permiso de los padres, y los padres de Gloria habían negado enfáticamente ese permiso. Habían fijado un aviso en la estación de enfermería para recordarnos que no debíamos discutir ni su enfermedad ni su pronóstico, y habían dejado otro en la primera página de la historia clínica. Sus deseos eran muy claros.

Con apenas veinticuatro años, yo era sólo ocho años mayor que mi paciente; éramos dos mujeres reunidas por el dolor y la posibilidad de la muerte, pero separadas por un muro de silencio tan palpable como una gruesa lámina de vidrio. Podía ver a Gloria, conversar con ella y, cuando la inyectaba, podía incluso tocarla, pero cada una en su intimidad estaba terriblemente sola. Durante la noche, los tratamientos de Gloria eran a las dos y a las seis de la mañana, y esos momentos eran especialmente difíciles para mí. Quizás debido a la oscuridad o al eco de mis pasos cuando recorría el silencioso pabellón, la soledad parecía casi insoportable a esas horas. Le tenía pavor a ir allí.

Ese muro se desplomó una noche de una manera bastante natural. Cuando le llevaba su dosis de las dos de la mañana, entré en el cuarto, encendí la luz y la desperté. Allí estaba ella, iluminada por la lámpara, mirándome mientras yo preparaba la inyección. Después de aplicársela, le pregunté si necesitaba algo. Me miró directo a los ojos y dijo: "Doctora Remen, ¿me estoy muriendo?"

Muchas cosas pasaron por mi mente en ese instante. Yo sabía lo que tenía que decir, pero simplemente no pude encontrar la respuesta profesional que se suponía que debía darle. En lugar de eso le dije que estábamos haciendo todo lo que podíamos, pero que la enfermedad continuaba avanzando y si seguía así, era muy posible que ella muriera. Gloria cerró los ojos por un momento y luego me dijo que lo sabía. Me pidió que no se lo dijera a sus padres, pues pensaba que no podrían soportarlo.

Le pregunté que si había pensado mucho acerca de la muerte y ella asintió." ¿Para ti cuál es la peor parte de todo esto?", le dije. Contestó que lo peor era no saber cómo era morir. Me preguntó si alguna vez había visto morir a alguien y cuando le respondí que sí, me pidió que le contara al respecto. En esa época no había visto muchas muertes, pero le conté sobre las dos que había presenciado. Ella no sabía que morir no era doloroso, y pareció reconfortada. Le pregunté si la entristecía hablar sobre eso y me dijo que no, que estaba triste desde hacía mucho tiempo. Gloria quería seguir hablando, pero ya casi estaba amaneciendo. Le prometí entonces que volveríamos a hablar cuando regresara con la medicina de las seis y la convencí de que tratara de dormir un poco. Obedientemente cerró los ojos y yo salí dejando la luz encendida.

A las seis, comenzamos la primera de una serie de conversaciones acerca de la muerte. Sus padres no eran religiosos y por lo que ella había entendido de su actitud cuando su perro había muerto, la muerte era el final. ¿Creía yo que la muerte era el final? "Bueno", dije, "realmente no lo sabemos", y entonces le presenté la muerte tal como yo la veía, como un misterio, diciéndole que si bien la muerte podía ser el final de la vida, también podía no serlo.

Nos preguntamos si acaso la vida podría seguir de otra manera. Hablamos del cielo y de otras ideas acerca de la posibilidad de que hubiese vida después de la muerte. A ella le sorprendió saber que la mayoría de la gente cree que hay vida después de la muerte. Yo le expliqué que los filósofos y otras personas siempre se habían preguntado sobre el misterio de la muerte y habían escrito al respecto, y le pregunté si quería que le trajera algunos de estos escritos. Ella aceptó la oferta.

Durante la siguiente semana y un poco más, las dos leímos y hablamos. A veces había algún amigo de ella allí y todos conversábamos juntos. La muerte era un tópico que yo nunca había discutido durante mi entrenamiento en medicina. Habíamos hablado sobre el manejo del paciente terminal, pero eso era otra cosa. No obstante, yo había tomado varios cursos de filosofía durante mi pregrado y, aunque esa opción casi me cuesta la admisión a varias importantes escuelas de medicina, estaba resultando de gran ayuda ahora.

De repente me sorprendí esperando con ilusión mis charlas con Gloria y la oportunidad de oír lo que ella pensaba y sentía. Una noche me dijo que también añoraba nuestras conversaciones y que sentía menos temor desde que habíamos empezado a hablar. Yo no sabía mucho de psicología en esa época y me asombró que el simple hecho de hablar acerca de algo que no tiene solución ni respuesta conocida pudiera tener ese efecto. Aunque me habían entrenado muy bien para diagnosticar la psicopatología, nunca me habían enseñado esto acerca del temor.

A medida que los días pasaban, se hacía evidente que la quimioterapia no estaba controlando la enfermedad de Gloria. Su recuento de células estaba subiendo y ella se sentía más débil cada día. Yo no conocía a sus padres porque ellos se entendían directamente con el médico particular y no con los empleados del hospital. Cuando las cosas comenzaron a empeorar, supe que tenía que tratar de reunir a Gloria con sus padres. Estaba un poco nerviosa, pues era consciente de que había violado su deseo expreso de que nadie hablara con su hija. Sencillamente ésa no era la manera como se debían hacer las cosas y sentía que ellos se enojarían mucho con toda la razón. También había infringido la política del hospital y no había consultado a su médico ni lo había informado acerca de nuestras charlas. Si ellos se quejaban, esto me podría costar el empleo. Pero, aun así, sencillamente parecía justo animar a Gloria a hablar con sus padres ahora.

Le pregunté qué sentía acerca de la posibilidad de hablar con sus padres y le dije que sospechaba que ellos no sabían que ella estaba pensando acerca de su muerte. Me preguntó si ellos sabían que se estaba muriendo y la dije que sí, pero que no sabían cómo hablar con ella acerca de eso. Entonces Gloria dijo que creía que podría hablar con ellos ahora.

Luego me contó que la primera charla había sido muy emotiva. Había podido decirles que sentía que los había decepcionado por haberse enfermado. Sus padres, buenas personas como eran, le dijeron cuánto significaba ella para su vida y que no se arrepentían de nada. Gloria había sentido la profundidad de su amor. Siempre había sabido que su madre la quería, pero su padre era poco expresivo; ella no sabía lo mucho que él se preocupaba por ella. "Doctora Remen", me dijo, "llegó incluso a llorar".

Durante los días siguientes, compartieron muchos recuerdos familiares. Gloria les habló sobre las cosas que le importaban, la mayoría de las cuales ellos desconocían. Había hecho un pequeño testamento y les habló sobre eso. Hablaron incluso acerca del funeral y lo planearon juntos. Por solicitud suya, su padre le trajo una fotografía del lugar donde la enterrarían, y luego le recordó que algún día también él y su mamá estarían en el mismo sitio. Era una cosa terriblemente triste, pero ya ninguno estaba solo.

A medida que los días pasaron y nadie me dijo nada, comencé a relajarme. Aunque no le había pedido a Gloria que no hablara de nuestras charlas, parecía que no les había dicho nada a sus padres sobre ellas. Me sentí muy aliviada.

Finalmente, Gloria entró en coma y murió tranquilamente una mañana, poco antes del amanecer. Sus padres estaban con ella. Era mi noche de guardia, de manera que me llamaron y estaba allí cuando su médico particular vino a firmar el certificado de defunción y habló con ellos. Consciente de su responsabilidad de entrenar al personal del hospital, me invitó a que me reuniera con ellos en la sala de espera y me presentó a los padres de Gloria. Los dos tenían rastros de haber llorado. El médico les aseguró que se había hecho todo lo científicamente posible para salvarle la vida a Gloria, pero que no había sido suficiente. Les expresó sus condolencias y habló de su valor y de lo buenos padres que eran. Les dijo palabras de consuelo. Los dos habían estado con ella en el último minuto, dijo. Ella no había muerto sola y como no sabía que estaba muriendo, seguramente no había sentido temor.

Cuando terminó, guardamos silencio por un rato. Luego el padre me miró por primera vez.

"Gracias", me dijo. Ella no había muerto sola, pero había estado cerca de que eso sucediera.

V
Abrir el corazón

Muchas de las personas que vienen a hablar conmigo sobre su cáncer, terminan diciéndome que, de alguna manera esencial, siempre se han sentido solas. Se han sentido queridas y valoradas por los demás por lo que pueden hacer, pero no por lo que son; y ellas se han querido y valorado a sí mismas de igual manera. Siempre han tenido relaciones y trabajado con otras personas, han vivido rodeadas de familias y vecinos, pero, no obstante, sienten que realmente nunca han llegado a conocer a los que las rodean, como tampoco éstos han llegado a conocerlas verdaderamente. El cáncer las ha hecho tomar consciencia de esto por primera vez.

Paradójicamente, para muchas personas las experiencias profundamente solitarias de la enfermedad contribuyen a aliviar ese sentimiento de aislamiento. Con frecuencia esto sucede lentamente y no debido a un acto deliberado de su parte, como la lectura de un libro o la asistencia a un curso, o el inicio de una práctica de meditación. Algunos de los que han descubierto el sentido más genuino de conexión, pertenencia y altruísmo, lo han descubierto totalmente por sorpresa.

Una mujer me dijo una vez que había encontrado el camino hacia la simplicidad de vivir con el corazón abierto luego de mucho tiempo de arrastrarse sobre las rodillas en medio de la oscuridad. Durante su transplante de médula, había sentido mucha rabia, envidia y resentimiento, se había abandonado a la autoconmiseración y había sentido una vulnerabilidad y una sensación de aislamiento tan profunda que no tenía palabras para describirla. Nunca antes se había permitido sentir algo de manera tan profunda y se había sentido abrumada por la magnitud de esa sensación. Había sido aterrador y doloroso, pero, al final, ese dolor había hecho desaparecer los hábitos de pensamiento y las creencias que siempre la habían separado de los demás, y en su lugar le había dejado un enorme sentimiento de pertenencia y conexión. En medio de su sufrimiento e impotencia, simplemente se había dado cuenta un día de que todo el sufrimiento era como su sufrimiento y toda la dicha era como su dicha. De ahí surgió un formidable cambio interno, una amabilidad casi involuntaria.

Compartir con la gente muchas experiencias como ésta me ha hecho preguntarme acerca de la naturaleza del corazón. Tal vez el corazón no es sólo un enamorado; más que una manera de amar, el corazón puede ser una manera de vivir la vida, la habilidad de ver una conexión fundamental con los otros y de verlos totalmente. Como le sucedió a esta mujer, abrir el corazón parece ser una experiencia que va más allá del amor y se convierte en un sentido de pertenencia que cura nuestras heridas más profundas. Cuando la gente se mira mutuamente de esa manera, la conexión que siente hacia sus semejantes hace que perdonar, sentir compasión, servir y amar sean cosas más simples. Como me dijo esta paciente: "Cuando fui capaz de conectarme honestamente conmigo misma, descubrí que también estaba unida a todos los demás".

Quizás la curación del mundo reside simplemente en este cambio en nuestra manera de ver el mundo, en la comprensión de que en el sufrimiento y la felicidad todos estamos conectados mediante lazos fuertes e indestructibles. Al saber eso, nos volvemos menos vulnerables y nos sentimos menos solos. El corazón, que es capaz de ver estas conexiones, puede ser una fuente de curación mucho más poderosa que la mente.

UNA FORMA DE VIDA

Somos una sociedad de comunicadores, pero la comunicación no siempre implica conexión. Recuerdo una escena de una película de Woody Allen, en la cual un grupo de solitarios neoyorquinos están sentados alrededor de una mesa, cada uno con una cerveza, hablando afanosamente entre ellos para aliviar su soledad. Todos están hablando al tiempo. Poco a poco, comienzan a subir el volumen de sus voces y a interrumpirse mutuamente para tratar de hacerse oír. Al final, están tan desesperados que terminan escupiéndose mutuamente en un esfuerzo por establecer contacto con los otros, pero nunca lo logran. Esta escena generalmente nos causa risa; no obstante, cada vez pienso más y más que la vida se ha vuelto así.

Hoy en día, la falta de contacto es un hábito, una forma de vida. Yo nunca me había dado cuenta de lo sola que me sentía hasta que pasé una semana en Fidji. Mientras desempacaba, me fijé por casualidad en los folletos que la administración del hotel dejaba en los cuartos. Bajo el título "Diferencias culturales", me sorprendió encontrar que, en Fidji, era un acto de buena educación saludar a los desconocidos en la calle. El folleto era muy claro al advertir que nadie debía alarmarse porque los desconocidos lo saludaran por la calle y que, de hecho, sería un acto de mala educación no responder de la misma manera. La manera apropiada de hacerlo era establecer contacto visual y saludar a los demás con un gesto de la cabeza, con una sonrisa o diciendo: "Bu-la". En Nueva York, donde yo había crecido, tal costumbre sería terriblemente imprudente pero, divertida, decidí intentarlo.

En la práctica lo que esto significa es que cuando usted va caminando por la calle en dirección a la oficina de correos, saluda y es saludado por las tres o cuatro personas que se encuentra en el camino. Y cuando regresa, unos cuantos minutos después, y vuelve a cruzarse con las mismas personas que vio hace unos momentos, se espera que usted vuelva a saludarlas, aunque lo haya hecho hace sólo unos instantes. Una costumbre molesta al principio, pero después de una semana se vuelve casi natural.

Luego regresé a casa y me encontré en una agitada calle de California, corriendo a comprar algunos víveres, totalmente sola, en medio de una multitud en la que nadie se mira a los ojos, nadie se saluda y nadie sonríe. De una manera muy profunda, me sentí invisible y disminuida. Sin embargo, la calle me era totalmente familiar, era mi hogar.

Los habitantes de Fidji conocen una ley humana básica: todos nos influenciamos mutuamente; cada uno es parte de la realidad de los demás. No existe tal cosa como cruzarse con una persona sin reconocer ese momento de conexión, sin permitir a los demás ver el efecto que tienen sobre nosotros y ver el que nosotros tenemos sobre ellos. Para los habitantes de Fidji, la conexión es una cosa natural, simplemente la manera en que está hecho el mundo. Aquí, todos nos cruzamos sin vernos, como barcos en la noche.

SÓLO ESCUCHAR

Sospecho que la manera más básica y poderosa de conectarse con otra persona es escuchar. Sólo escuchar. Quizás la cosa más importante que nos damos los unos a los otros es nuestra atención. Y especialmente si nos sale del corazón. Cuando la gente está hablando, no hay necesidad de hacer nada distinto a recibirla. Sólo acogerla; prestar atención a lo que está diciendo, interesarnos por eso. La mayoría de las veces, interesarnos por lo que alguien dice es más importante que entenderlo. Sin embargo, la mayoría de nosotros no nos valoramos ni nos queremos lo suficiente para saber esto. Me ha tomado mucho tiempo creer en el poder de decir simplemente "Lo siento", cuando alguien está sufriendo. Y decirlo de corazón.

Una de mis pacientes me dijo una vez que cuando trataba de contarles su historia a los demás, a menudo la interrumpían para decirle que a ellos también les había pasado algo parecido; y, sutilmente, el dolor de ella se convertía entonces en una historia acerca de ellos. Con el tiempo, ella dejó de hablar con la mayoría de la gente. Se sentía demasiado sola. Nos conectamos a través de la atención que nos prestamos los unos a los otros. Cuando interrumpimos lo que alguien nos está contando para decirle que lo entendemos, movemos el foco de nuestra atención hacia nosotros mismos. Cuando estamos atentos, esa persona sabe que nos importa. Muchas personas con cáncer hablan acerca del alivio que es tener a alguien que simplemente las escuche.

He aprendido, incluso, a responderle a una persona que está llorando a través del acto de escucharla. Antes solía reaccionar ante el llanto buscando inmediatamente una cajita de pañuelos, hasta que comprendí que alcanzarle a alguien un pañuelo puede ser otra manera de hacer que esa persona se cierre, de sacarla de su experiencia de tristeza y dolor. Ahora, simplemente guardo silencio y escucho. Cuando la gente termina de llorar todo lo que necesitaba hacerlo, allí estoy yo con ella.

Esta cosa tan simple no ha sido tan fácil de aprender. Va en contra de todo lo que me enseñaron desde muy joven. Yo pensaba que la gente sólo escuchaba porque era demasiado tímida para hablar o porque no sabía qué responder. Un silencio amoroso tiene, con frecuencia, mucho más poder de curar y establecer contacto que las palabras mejor intencionadas.

VUELOS

Los aeropuertos, incluso los que conocemos mejor, son lugares donde es muy difícil estar solo cuando uno ha perdido, como yo, buena parte de la capacidad de visión. Recientemente hice un viaje y sólo me sentí aliviada cuando abordé el avión y me instalé en mi silla, abrochándome el cinturón de seguridad. Estaba sentada en la parte delantera del avión, sobre el corredor; en la ventana iba un señor de edad muy elegante, y había una silla vacía entre los dos. Tratando de olvidarme de la tensión de la media hora anterior, coloqué mi bolso en la silla vacía, saqué una novela de misterio y comencé a leer. Cuando sirvieron el almuerzo, una hora después, yo estaba totalmente absorta en la lectura, con la nariz metida entre las páginas de la novela. Nos sirvieron una ensalada, un panecillo y un vaso de yogur. ¡Cómo han cambiado los tiempos!

Comencé a comer mientras seguía leyendo, hasta que una exclamación de enojo me hizo voltear la cabeza hacia mi vecino de puesto, quien había derramado todo el yogur sobre sus zapatos, la alfombra y el maletín en que llevaba sus objetos personales. Sin embargo, él seguía mirando por la ventana, sin hacer ningún gesto, como si nada hubiera ocurrido. Cuando volví a mirar hacia el piso, desconcertada por la impasibilidad de mi vecino, me di cuenta de que su pierna izquierda estaba paralizada.

A pesar de que el aviso de abrocharse el cinturón seguía encendido, me levanté y timbré para llamar a alguna de las azafatas. Sin embargo, nadie vino. Un poco después, cuando pasaron nuevamente ofreciendo bebidas, le señalé el piso a la azafata y le pedí una toalla para limpiar. Antes de que pudiera decir algo más, ella respondió como una ráfaga: "Hay 452 personas en este avión y yo estoy haciendo todo lo que puedo para atenderlos, así que tendrá que esperar". Su actitud defensiva me desconcertó. Nos miramos en silencio por un instante y luego me di cuenta de que ella no había entendido que yo quería ayudar. "Si me trae una toalla húmeda, yo misma podré limpiar eso", le dije en voz baja. Entonces ella levantó las cejas, dio media vuelta y trajo una toalla. Cuando se fue, volví a mirar a mi vecino, quien seguía inmóvil, mirando fijamente por la ventana, con su pie izquierdo quieto y el derecho escondido debajo de la silla.

"Antes a mí me encantaba volar, pero ahora me resulta difícil", le dije, y le conté que tenía dificultades para ver bien. Sin dejar de mirar por la ventana, me dijo que ocho meses antes había sufrido un derrame cerebral que lo había dejado parcialmente paralizado e incontinente. Sin embargo, había atravesado medio país para pasar un tiempo en casa de su hijo. Hablaba casi en susurros y tuve que inclinarme para oír lo que decía. Por mi parte, le conté que a causa de una severa enfermedad, me había tenido que someter a una operación que me obligaba a llevar siempre una sonda pegada a un lado del abdomen, y que, aun ahora, después de treinta años, me angustiaba que la sonda se filtrara, especialmente cuando viajaba en avión. Finalizadas las confesiones, intercambiamos una sonrisa. Luego él miró la toalla que me habían dado y yo miré hacia sus pies. "¿Puedo?", le pregunté, y me arrodillé para limpiarle los zapatos. Mientras hacía eso, se inclinó y me dijo: "Yo solía tocar el violín..."

Cuando me levanté para botar la toalla en la caneca, dos azafatas me agradecieron efusivamente la ayuda. Luego, una tercera me dio las gracias otra vez. Cuando bajé del avión, el piloto, que estaba parado al lado de la escalerilla, me agradeció también y me obsequió uno de esos prendedores que les regalan a los niños y que tienen la forma de un par de alas.

La tripulación de un avión atiende a miles de pasajeros cada día y, por eso, su sorpresa ante un acto tan simple de amabilidad es increíble. Quizás se debe a que hemos dejado de ser amables los unos con los otros. Cada vez más parece que nos hemos vuelto insensibles al sufrimiento de los demás, al mismo tiempo que nos avergonzamos del propio. Sin embargo, el sufrimiento es una de las condiciones universales de estar vivos. Todos sufrimos. Nos hemos vuelto muy vulnerables, pero no porque estemos expuestos al sufrimiento sino porque nos hemos separado los unos de los otros.

Un paciente me dijo una vez que había tratado de hacer caso omiso de su propio sufrimiento y del de los demás porque quería ser feliz. No obstante, volvernos insensibles al sufrimiento no nos hace felices, pues la parte de nosotros que está expuesta al sufrimiento es la misma que está expuesta a la felicidad.

PARA VER CON EL CORAZÓN

Cuando somos vistos con el corazón, somos vistos por lo que somos. Somos valorados por nuestra individualidad por aquéllos que son capaces de vernos de esta manera, y nosotros nos volvemos capaces de conocernos y valorarnos a nosotros mismos. La primera vez que fui vista de esa manera era muy pequeña; tenía, tal vez, tres años. No conocía a mi padrino; él vivía en otra ciudad y, cuando estaba muriendo, me llevaron a su casa para que me conociera. Mi madre me dijo que iba a conocer a mi padrino y que él se estaba muriendo. Yo estaba muy pequeña y lo que entendí era que iba a ver a alguien que estaba muerto. Ansié durante días la llegada de ese momento.

Recuerdo los detalles de ese encuentro con mucha claridad, especialmente la cama de mi padrino. Era muy alta, mucho más alta que yo, y era de madera oscura. Mi madre me levantó. En la cama yacía un hombre muy viejo con los ojos cerrados. Estaba totalmente inmóvil y tan delgado que su cuerpo casi no se veía entre las cobijas. Mi madre me puso de nuevo en el piso, cerca de él. Ella me hablaba en voz baja, pero yo no la estaba escuchando. Yo miraba a mi padrino con interés. Luego, la hija de mi padrino llamó a mi madre desde la cocina, y ella se salió de la habitación un momento. En esos momentos, mi padrino abrió los ojos y me miró.

Recuerdo el azul de sus ojos y su calidez. En una voz que era casi un susurro, me llamó por mi nombre. Parecía estar tratando de decir algo más. Yo era muy chiquita entonces, pero sabía que los susurros significan secretos, de manera que me incliné hacia él para alcanzar a escuchar. Él me sonrió, con una bella sonrisa, y dijo: "Te he estado esperando".

Mi familia era una familia de gente intelectual, formal y bien educada, pero poco afectuosa y expresiva. Los ojos de mi padrino, y su sonrisa, estaban llenos de amor y agradecimiento. Por primera vez, sentí la sensación de ser bienvenida, de importarle a alguien. Mi padrino tenía las manos sobre las mantas y, todavía sonriendo, deslizó una mano hacia mí. Luego cerró los ojos. Después de un momento, suspiró nuevamente y se volvió a quedar inmóvil. Seguí sentada allí, recordando su sonrisa, hasta que mi madre regresó. Miró de cerca a mi padrino y luego me levantó con prisa de la cama y salió corriendo conmigo de la habitación. Mi padrino había muerto.

Mis padres se impresionaron mucho al pensar que yo estaba sola con mi padrino mientras él moría. Eran los años cuarenta, y consultaron a un psicólogo para que me ayudara a superar el "trauma" de esta experiencia. Sin embargo, mi propia experiencia había sido muy distinta. Pasaron muchos años antes de que yo pudiera contarles a mis padres qué había pasado en realidad y cuán importante había sido esa experiencia para mí.

HACER VISIBLE EL CARIÑO

Una de las cosas que con más frecuencia me dice la gente con cáncer es que la experiencia de la hospitalización y el tratamiento es profundamente solitaria. Sospecho que esa sensación de soledad puede incluso minar la voluntad de vivir. Cuando sentimos el apoyo de los demás, la mayoría de nosotros podemos enfrentar lo desconocido con más fortaleza. A menudo hago uso de rituales para ayudar a la gente en momentos como ése.

Durante más de veinte años les he sugerido a mis pacientes que hagan un ritual muy sencillo pero poderoso, antes de someterse al tratamiento de radiación, quimioterapia o a una cirugía. Les sugiero que se reúnan con algunos de sus seres más queridos, amigos y familia, el día antes del procedimiento. No importa cuán grande o pequeño sea el grupo, sino que todos los que lo integren estén unidos al paciente por un vínculo afectivo.

Antes de esta reunión, les sugiero que busquen una piedra, un pedazo de tierra del tamaño de la palma de la mano, y que la lleven a la reunión. Cuando el ritual comienza, todo el mundo se sienta formando un círculo y, en el orden en que quieran hablar, cada persona va contando un momento de su vida en que haya enfrentado una crisis. La gente puede hablar acerca de la muerte de sus seres queridos, la pérdida del empleo y de una relación amorosa, o, también, acerca de sus propias enfermedades. Y, a medida que cada persona va hablando, va circulando la piedra que el paciente trajo a la reunión. Cuando todos terminan de contar su historia de sobrevivencia, el grupo toma un momento para que cada uno reflexione sobre la cualidad personal que cada uno cree que lo ayudó a superar ese momento difícil. La gente dice cosas como: "Lo que me sacó adelante fue la determinación", "Lo que me ayudó a superarlo fue la fe", "Lo que me sacó adelante fue el humor". Y una vez todos han encontrado la cualidad de su fortaleza, cada uno le habla directamente a la persona que se está preparando para la cirugía o el tratamiento, diciendo: "Puse una carga de determinación en esta piedra para ti", "Puse mucha fe en esta piedra para ti".

Con frecuencia, lo que las personas dicen es sorprendente. A veces hablan de crisis que ocurrieron hace mucho tiempo y sobre las cuales los demás, incluso los miembros de su familia, nunca antes habían oído; o le atribuyen su supervivencia a cualidades que no se consideran comúnmente como fortalezas. Usualmente estas reuniones son conmovedoras e íntimas, y con frecuencia toda la gente que participa en ellas dice que se siente fortalecida e inspirada por ellas. Después de que todo el mundo ha hablado, se le devuelve la piedra al paciente, quien se la lleva consigo al hospital para tenerla cerca y sostenerla en la mano cuando las cosas se pongan difíciles.

He visto a muchos pacientes ir a su tratamiento de quimioterapia, radioterapia o, incluso, a su cirugía, con la piedra pegada con cinta a una de sus manos o uno de sus pies. Y, con el paso de los años, muchos de los oncólogos y cirujanos de nuestra comunidad han oído sobre estas piedras de boca de sus pacientes y son muy respetuosos y cuidadosos de ellas. Un día, incluso, un cirujano hizo que todo el personal del hospital ayudara a buscar una de estas piedras que habían recogido accidentalmente con la ropa sucia. Cuando le pregunté por qué había hecho eso, él sonrió y dijo: "Porque he visto a mucha gente empeorar después de la cirugía, y a veces hasta morir, sin que la moviera otra razón distinta del hecho de que creían que no iban a poder salir adelante. Por eso necesito toda la ayuda que pueda conseguir".

En realidad, nadie entra en la sala de cirugía, o en un tratamiento de quimioterapia o radiación, sin contar con los pensamientos, las esperanzas y las oraciones de mucha gente. La piedra sólo parece hacer esto más evidente para el paciente y recordarle al mismo tiempo la fortaleza y la belleza de lo natural. En un ambiente altamente tecnificado y estéril, la piedra los conecta a la tierra. Los rituales son una de las maneras más antiguas de movilizar el poder curativo de la comunidad. Hacen visible, tangible y real el cariño y la preocupación de la comunidad.

SIN LIMITACIONES

Isaac era un sobreviviente. Liberado de un campo de concentración en 1945, había venido a América, había estudiado y trabajado muy duro, y era ahora un respetado médico dedicado a la investigación. Sus primeras palabras me conmovieron; su acento me hizo acordar de algunos de los miembros más viejos de mi familia. Dos años antes, a Isaac le habían diagnosticado cáncer. Ahora había venido a nuestro retiro para pacientes de cáncer para ver si podía enfrentar y, tal vez, derrotar a este enemigo con el poder de su mente, el aspecto de su personalidad en el que tenía más confianza.

En el retiro, solemos hacer mucho contacto físico con los demás, mucho más de lo que Isaac acostumbraba a tocarse con otras personas. Desconcertado al principio, preguntaba si todo el retiro consistía en este abrazarse continuamente los unos a los otros y demostrar afecto por los desconocidos. Sin embargo, él se dejaba abrazar y, después de un tiempo, comenzó a corresponder los abrazos.

Nuestros retiros duran una semana. Hacia el cuarto día, el silencio interior que se ha generado lentamente a través de los ejercicios diarios de yoga, se vuelve muy profundo y es frecuente que desencadene ciertos descubrimientos. A veces el silencio le permite a la gente encontrar su propia verdad por primera vez.

El cuarto día del retiro, durante la meditación que da inicio a la sesión de la mañana, Isaac tuvo una experiencia. Le pareció que a través de sus párpados cerrados podía ver una luz color rosa, muy hermosa y tierna. Desconcertado, se dio cuenta de que esta luz lo rodeaba y provenía, de una manera misteriosa, de su pecho. Cuando nos contó acerca de esta experiencia después, dijo que era como estar dentro de una rosa enorme, lo que fue muy conmovedor pues su apellido significaba "rosa pequeña", en polaco.

Sin embargo, en ese momento se sintió asustado. Era consciente de que la luz tenía una dirección, que estaba brotando de su pecho, "como una fuerte hemorragia". Parecía salir de su corazón y eso lo hizo sentirse vulnerable.

Isaac había sobrevivido al campo de concentración. Durante muchos años había vivido, por así decirlo, en un mundo de extraños. Una persona muy cariñosa y emotiva, desde sus experiencias de infancia siempre había sido muy cuidadoso con sus afectos, mostrando amor sólo por personas muy cercanas, sólo su familia. Y esa manera de ser lo había ayudado a sentirse más seguro, le había funcionado bien hasta ahora. Pero detrás de una vida tan cautelosa generalmente se esconde el miedo, y ahora, por primera vez, había comenzado a sentirlo. Era una sensación incómoda para él.

El equipo del retiro manejó su molestia en la misma forma en que manejan todo lo demás: no trataron de suprimirla, de encontrar la causa de ella o de interpretarla por él. En lugar de eso, escucharon a Isaac con interés y continuaron dándole su apoyo mientras él trataba de encontrar el significado de su molestia por sí solo. Durante los días siguientes, pareció estar más relajado, más abierto.

El domingo, en la última sesión del retiro, yo trato de atar los cabos sueltos. Sabía que Isaac se sentía inquieto por su experiencia, de manera que le pregunté cómo iban las cosas. Rió. "Mejor", dijo, y comenzó a contarnos sobre un paseo que había dado por la playa el día anterior. Mentalmente, había hablado con Dios y le había preguntado de qué se trataba todo esto, y había recibido consuelo. Conmovida, le pregunté qué le había dicho Dios. Sonriendo otra vez, dijo: "Ah, cuando le pregunté a Dios que si era bueno amar a los desconocidos, Él contestó: "Isaac, pero ¿acaso ellos son desconocidos? Tú los has convertido en desconocidos, no yo".

No hay limitaciones en la curación. Cuarenta años atrás, debido a las cosas que había vivido, Isaac había cerrado su corazón. Y ahora, mientras buscaba sanar su cuerpo, había comenzado a curarse también de otras maneras. En la lucha diaria por sobrevivir a nuestras heridas, podemos adoptar una estrategia de vida que nos mantiene andando. Pero las enfermedades mortales nos hacen volver a analizar las bases mismas sobre las que hemos construido nuestra vida, liberándonos, tal vez, para vivir más plenamente por primera vez.

LA TAREA SE INTERPONE
ENTRE NOSOTROS

Las maneras en que nos perdemos los unos a los otros pueden ser muy simples. Uno de mis pacientes describía así cómo pasaba él tiempo con su hijo, antes de saber que tenía cáncer. "Escalábamos una montaña difícil, hombro a hombro, los dos concentrados en llegar a la cima. Luego descendíamos uno detrás del otro hasta el automóvil, y volvíamos a casa. Hicimos esto muchas veces. Pensando retrospectivamente, puedo recordar claramente muchos de estos paseos, pero no tengo memoria de nada que me haya dicho mi hijo, o que yo le haya dicho a él".

En psicología, lo que este hombre describe recibe el nombre de "juego paralelo" y es una etapa normal de la infancia, entre los dos y los tres años. En esta edad, los niños usan la misma arenera e, incluso, los mismos juguetes, pero cada uno juega solo, al lado de otros niños, pero no con los demás. Más que relacionarse entre ellos, se relacionan con una actividad común que hacen paralelamente.

Mi paciente establece un claro contraste entre esto y la forma como él y su hijo se relacionan ahora. "Hoy en día no puedo hacer mucho, de modo que sólo nos sentamos y hablamos. Le pregunto acerca de su vida y cómo se está sintiendo. Por primera vez, sé qué cosas son importantes para él, qué tipo de persona es, qué lo motiva. Y yo hablo con él también. Ahora sé que soy importante para él, que él quiere pasar tiempo conmigo y no porque podamos hacer pruebas físicas juntos. A veces simplemente nos sentamos uno al lado del otro, a vivir. La montaña se interponía entre nosotros antes. Yo no lo sabía".

Mucha gente vive de esa manera, compartiendo una casa, un empleo e, incluso, una familia con los demás, pero sin establecer conexión. Es posible sentirse solo en medio de una familia, en nuestra propia casa. Con demasiada frecuencia, practicamos incluso la medicina de esa forma. Médico y paciente, hombro a hombro, concentrados en la enfermedad, los síntomas, los tratamientos, sin vernos ni llegar a conocernos mutuamente nunca. El problema se interpone en el camino y cada uno está solo.

SORPRENDIDOS POR EL SIGNIFICADO

Carlos, un médico de urgencias, cuenta la siguiente historia. Una noche, mientras estaba de turno en su congestionado servicio de urgencias, trajeron a una mujer a punto de dar a luz. Las enfermeras la llevaron rápidamente a una habitación y lo llamaron enseguida. Él estaba en la habitación de al lado y, tan pronto entró, ellas salieron corriendo a llamar al obstetra. Inmediatamente, Carlos se dio cuenta de que ya no había tiempo de llamarlo; si el obstetra no estaba en el hospital, él tendría que recibir a ese bebé. A él le gusta recibir niños y por eso se sintió contento. Las enfermeras habían regresado y estaban preparando afanosamente todas las cosas para el parto. El esposo de la mujer también había llegado, y las enfermeras le dijeron que se sentara al lado de la cabecera de la cama donde estaba su esposa. Luego se pararon a ambos lados de Carlos y cada una tomo una pierna de la mujer. El bebé nació casi enseguida.

Mientras la pequeña bebita estaba todavía unida a su madre, Carlos la tomó entre sus brazos. Sosteniendo la cabeza de la niña con su mano izquierda, tomó un succionador con la derecha y comenzó a limpiar de moco la boca y la nariz de la niña. De repente, la niña abrió los ojos y lo miró directamente. En ese momento, Carlos fue más allá de su mera función técnica y se dio cuenta de algo muy simple: que él era el primer ser humano que esta bebita veía en la vida. Sintió que el corazón le daba un vuelco en el pecho y se proyectaba hacia esta niñita en señal de bienvenida, de parte de todas las personas del mundo, y sus ojos se llenaron de lágrimas.

Carlos ha recibido cientos de niños. Siempre ha disfrutado de los retos que impone un parto y de la sensación de tomar decisiones rápidas y experimentar el alcance de sus capacidades como médico; pero, dice, nunca antes se había permitido experimentar el significado de lo que hacía. Siente que, en cierta forma, éste es el primer bebé que recibe. Dice que, en el pasado, habría estado tan preocupado con los aspectos técnicos del parto, evaluando y respondiendo a las necesidades y los riesgos, que duda que hubiera notado que la bebita abrió los ojos, y que se hubiera dado cuenta de lo que esa mirada significaba. Habría estado allí como médico y no como ser humano. Ahora podía ser los dos. Carlos se pregunta cuántos momentos de conexión como ése habrá pasado por alto a lo largo de su carrera. Sospecha que deben de ser muchos.

El poder que tiene un sentido personal del significado de cambiar la manera como experimentamos el trabajo, una relación o, incluso, la vida, no puede ser subestimado.

Viktor Frankl, en su clásico libro sobre los campos de concentración, *La búsqueda del significado*, explica que la supervivencia misma puede depender de la búsqueda y el hallazgo del significado. En los campos de concentración, aquellas personas que fueron capaces de mantener un sentido del significado y el propósito en medio del sufrimiento, fueron más capaces de sobrevivir a la deprivación y las atrocidades de su vida diaria, que aquéllas para las cuales su sufrimiento no tenía ningún sentido.

El significado se puede convertir en un asunto muy práctico para quienes hacemos un trabajo difícil o llevamos una vida difícil. El significado es fuerza, energía. Los médicos usualmente buscan la fuerza en su capacidad profesional; y, en realidad, la capacidad profesional y la pericia son dos de las más respetadas cualidades en la subcultura médica, al igual que en la sociedad. Pero, importantes como son, estas cualidades no son suficientes para sostenernos totalmente.

Un gran psiquiatra italiano, Roberto Assagioli, escribió una parábola acerca de tres cortadores de piedra que participaban en la construcción de una catedral en el siglo xiv. El efecto que tiene el sentido personal del significado sobre la manera como cada uno de estos hombres vive su trabajo, es igual al efecto que tiene sobre nosotros hoy en día el significado. Cuando el primer hombre es interrogado acerca de lo que hace, responde con amargura que está cortando piedras en bloques de 30 por 30 por 10 centímetros. Con un tono de frustración, dice que se ha pasado la vida haciendo lo mismo una y otra vez, y que seguirá haciéndolo hasta la muerte. El segundo hombre está haciendo el mismo trabajo, pero responde de manera un poco distinta a la pregunta sobre qué está haciendo. Con ternura, este hombre responde que se está ganado la vida para sostener a su amada familia. Gracias a este trabajo, sus hijos tienen ropa y comida para crecer fuertes, y él y su mujer, una casa que han llenado de amor. Pero es la respuesta del tercer hombre la que nos hace detenernos a pensar. Con una voz llena de felicidad, el tercer hombre habla del privilegio de participar en la construcción de una magnífica catedral que se mantendrá en pie, como un faro sagrado, a lo largo de muchos años.

Lo más importante de esta parábola es que los tres hombres están haciendo la misma tarea física repetitiva: cortar piedras. De la misma manera, Carlos había recibido muchos niños antes. La competencia en nuestro trabajo nos puede traer satisfacción, pero encontrarle significado a una tarea familiar con frecuencia nos permite ir más allá de ella y descubrir, incluso en la más rutinaria de las tareas, un profundo sentido de dicha y gratitud.

ALGUNAS COSAS SON PARA SIEMPRE

Hace más de diez años, un viudo de ochenta y cinco años vino a consultarme sobre la conveniencia de someterse a cirugía para tratar un cáncer confinado a un lóbulo de uno de sus pulmones. Después de un tiempo difícil, durante el cual este hombre analizó sus opciones, decidió que, a pesar de los riesgos que representaba, se sometería a la operación. Tranquilo con su decisión, me preguntó si yo pensaba que había algo que él pudiera hacer para estimular su recuperación después de la cirugía.

Hablamos de un programa de ejercicios y dieta, y de la posibilidad de tomar hierbas chinas y usar acupuntura. Con curiosidad, le pregunté cómo había encontrado la fuerza para tomar esa difícil decisión. Me contó sobre un ensueño que había tenido semanas antes. Estaba sentado en una silla, por la noche, leyendo el periódico, y ya casi se había dormido. Le pareció que su esposa había venido a sentarse junto a él. Se veía como cuando se habían conocido, hacía mucho tiempo, y, mientras ella lo miraba, a él lo sorprendió el amor que podía ver en los ojos de ella. Sentado junto a su esposa, comenzó a sentir cómo el miedo cedía poco a poco, y luego notó que uno de sus más antiguos amigos también estaba en la habitación y permanecía de pie, detrás del asiento en el que se encontraba su esposa. La cara de su amigo también reflejaba el amor que había sido la base de su larga amistad. Estaba sonriéndole a su amigo, cuando vio que su hermano estaba de pie junto a él, mirándolo con mucho amor.

Una a una, este hombre vio a todas las personas a las cuales lo había unido una relación de afecto a lo largo de su vida: familia y amigos, profesores y estudiantes, nietos y bisnietos, y hasta las mascotas de la casa. Había vivido mucho tiempo, y al final había más de cincuenta o sesenta personas que se agolpaban en el salón. De esta manera, supo que su vida había sido valiosa para muchas personas y vio que todavía lo era. Sin sentirse ya solo con su decisión, notó cómo el miedo lo abandonaba y supo que la cirugía era la opción correcta, independientemente de si sobrevivía o no.

Sentí que los ojos se me llenaban de lágrimas. Mirando a este adorable anciano, fácilmente podía ver que su vida había significado mucho para quienes lo habían conocido. "¡Qué historia tan hermosa!", le dije. "Sí", contestó, "y la mayoría de esas personas están muertas". Al notar mi mirada de sorpresa, sonrió. "Creo que todo lo bueno que nos han dado en la vida es nuestro para siempre". Hizo un gesto afirmativo con la cabeza y se quedó en silencio, feliz consigo mismo.

Todas la vidas tocan a muchas otras. A veces esta red es muy grande y otras veces es pequeña, pero en alguna parte de ella es necesario que exista cierta clase de amor para que podamos sobrevivir. No se trata de un asunto de cantidad; a veces ese amor puede provenir sólo de una persona. Con frecuencia les pregunto a los pacientes de dónde proviene el amor que los sostiene. Para un hombre, por ejemplo, hijo de una familia abusadora y alcohólica, ese amor provenía de su perro.

VI
Para abrazar la vida

A lo largo de toda mi infancia, mis padres mantuvieron siempre sobre una mesa de la sala un enorme rompecabezas. Mi padre, que fue el iniciador de esta tradición, siempre escondía la tapa de la caja para que todos fuéramos poniendo juntas las piezas sin conocer de antemano la figura que iban a formar. Diferentes miembros de la familia, al igual que los amigos que venían de visita, solían trabajar en el rompecabezas, a veces sólo durante unos pocos minutos cada vez, hasta que después de varias semanas cada una de los cientos de fichas iba encontrando su lugar.

Con el paso de los años logramos completar muchos rompecabezas. Al final, desarrollé una habilidad especial para hacer rompecabezas y me enorgullecía de ser la primera en ver dónde iba una ficha o cómo se unía un grupo de fichas con otro. Me gustaba especialmente el momento en que la imagen que representaba el rompecabezas se insinuaba por primera vez, y yo podía ver lo que había estado escondido allí durante todo el tiempo.

La mesa del rompecabezas había sido un regalo de mi padre para mi madre. Todavía lo recuerdo instalándola y esparciendo alegremente las fichas del primer rompecabezas sobre la superficie de la mesa. Yo tenía entonces tres o cuatro años y no entendía la afición de mi madre por los rompecabezas. Nadie me había explicado el sentido de este juego, seguramente porque pensaban que era demasiado joven para participar. Pero yo sí quería participar.

Una mañana, mientras estaba sola en la sala, me subí en una silla y empecé a observar las numerosas fichas que reposaban sobre la mesa. Eran relativamente pequeñas y algunas eran de colores brillantes, mientras que otras eran oscuras y difusas. Las fichas oscuras parecían arañas o gusanos, feas y un poco atemorizantes, y me hacían sentir incómoda. Entonces se me ocurrió reunir algunas de esas fichas y esconderlas debajo de uno de los cojines del sofá. Durante varias semanas, cada vez que estaba sola en la sala, me subía en la misma silla y tomaba más fichas oscuras que ponía con las otras en su escondite, en el sofá.

Así las cosas, completar este primer rompecabezas fue una larga tarea para la familia. Hasta que un día, frustrada, mi madre finalmente contó las fichas y se dio cuenta de que faltaban más de cien. Entonces me preguntó si las había visto y yo le conté lo que había hecho con las fichas que no me gustaban. Ella las rescató de debajo del sofá y completó el rompecabezas. Cuando cada ficha quedó en su lugar y la imagen del rompecabezas surgió, quedé asombrada; yo no sabía que allí había una imagen. Se trataba de una escena bastante placentera en una playa desierta. Sin las fichas que yo había escondido, el juego había perdido sentido.

Tal vez para ganar se necesita que amemos el juego de manera incondicional. La vida nos proporciona todas las fichas. Cuando yo acepto ciertas partes de la vida y niego y paso por alto el resto, sólo puedo ver la vida ficha por ficha: la felicidad de un triunfo o un momento de celebración, o la fealdad y el dolor de una pérdida o un fracaso que estoy tratando de dejar atrás. Pero al igual que las fichas oscuras del rompecabezas, esos sucesos más tristes, a pesar de ser dolorosos, han demostrado ser parte de algo más grande. Los breves atisbos que tengo de algo escondido parecen exigir que acepte cada ficha como un regalo.

Siempre estamos poniendo las fichas juntas sin conocer de antemano la imagen que formarán. He estado con muchas personas en momentos de profunda pena y dolor, cuando un significado insospechado comienza a surgir de los fragmentos de su vida. Con el tiempo, ese significado ha demostrado ser duradero y digno de confianza, e incluso transformador. Es un tipo de fortaleza que nunca les llega a los que niegan su dolor.

Con los años, he visto el poder de tener una relación incondicional con la vida. Me asombra haber descubierto una especie de disponibilidad a enfrentar lo que la vida nos ofrezca, en lugar de desear modificarlo y suprimir lo inevitable. Muchos de mis pacientes también parecen haber hallado el camino hacia esta manera de ver la vida.

Cuando las personas comienzan a tomar esa actitud, parecen vivir más intensamente, estar intensamente presentes. Su dolor y su pena no han hecho que rechacen la vida, ni las ha colocado en una posición de resentimiento, victimización o amargura. Como dice un amigo enfermo de sida: "He abandonado mis preferencias y estoy viviendo con una intensa consciencia del milagro de cada momento". O, en las palabras de un paciente: "Cuando vas caminando sobre hielo muy delgado, también puedes bailar".

A través de esas personas he aprendido una nueva definición de la palabra "dicha". Yo pensaba que la dicha era sinónimo de la felicidad, pero ahora creo que la dicha es mucho menos vulnerable que la felicidad. La dicha parece ser parte de un deseo incondicional de vivir sin reservas porque la vida pueda no cumplir nuestras expectativas y deseos. La dicha parece ser una función de la disponibilidad de aceptar el todo, y enfrentar cualquier cosa que la vida nos presente. Tiene una forma de ser invencible que el apego a un resultado particular nos niega. Más que el guerrero que lucha por un resultado específico y al cual lo asaltan los temores del fracaso y la desilusión, es el amante borracho que tiene la oportunidad de amar a pesar de la posibilidad de perder, el jugador para quien jugar se ha convertido en algo más importante que ganar o perder.

La disponibilidad a ganar o perder nos hace pasar de una relación de defensor-adversario con la vida, a una poderosa especie de apertura. Desde esa posición podemos comprometernos más con la vida. No sólo con la vida placentera, la vida cómoda o nuestra idea de la vida, sino con toda la vida. La dicha parece estar más relacionada con la vida que con la felicidad.

La fortaleza que veo desarrollarse en muchos de mis pacientes y en mí misma después de todos estos años casi que podría calificarse de una forma de curiosidad; lo que uno de mis colegas llama no tener miedo. En cierto nivel, por supuesto, tengo tanto miedo del resultado como cualquiera. Pero cada vez más soy capaz de alejarme de eso y entrar en un lugar que está más allá de las preferencias por un resultado, una vida más allá de la vida y la muerte. Es un lugar de libertad, incluso de espera. Las decisiones que se toman desde esa perspectiva afirman la vida y no provienen del miedo. Es un don.

En cuanto podamos renunciar a las preferencias personales, podremos liberarnos del pensamiento centrado en ganar o perder y el miedo que surge de éste. Es esa libertad la que impulsa a un equipo a enfrentar un partido difícil. La posición de adversario puede no ser la posición más fuerte en la vida. La libertad puede ser más fuerte que el control. Y es, ciertamente, más fuerte y mucho más sabia que el miedo.

Hay una paradoja fundamental aquí. Cuanto menos apegados estamos a la vida, más vivos estamos. Cuantas menos preferencias tengamos sobre la vida, más profundamente podremos experimentar y participar de la vida. Esto no significa que no prefiera el té al café. Significa que no me gusta tanto el café que no estoy dispuesta a salir de la cama si no puedo tomarme enseguida una taza de café, o que el no poder tomarme una taza de café estropea todo mi día. Abrazar la vida puede ser más un asunto de saborear que de elegir entre el té y el café. Más acerca de la capacidad de confiar en nuestra habilidad de disfrutar de la novedad de cada día y lo que nos pueda traer. Más acerca de la aventura que del deseo de hacer las cosas a nuestro modo.

POR FIN

Dos días antes de que mi madre cumpliera ochenta años, le pregunté cómo quería pasar el día. "Quiero subir caminando hasta la cima de la Estatua de la Libertad", me respondió. Cuando le aclaré que había un ascensor para eso, ella me miró fijamente. "Quiero subir por las escaleras", dijo.

Mi madre había vivido en Nueva York durante casi ochenta años y nunca había subido a la Estatua de la Libertad. Todavía recordaba claramente la primera vez que la había visto, cuando llegaba en el barco que la trajo desde Rusia hasta Nueva York. Tenía cinco años entonces. Ahora, por supuesto, sufría de una grave afección cardiaca, y subir a la Estatua caminando significaba enfrentar una escalera de 342 escalones. Con tranquilidad, calculé que podríamos subir lentamente, descansando cada tres o cuatro escalones. Llevaríamos sus medicinas y, simplemente, dispondríamos de todo el día para subir. Cuando le propuse eso, mi madre quedó encantada.

Durante las seis horas que nos tomó llegar a la cima, tuve muchos momentos de duda. ¿Cómo me había metido en esta locura de subir a pie a la Estatua de la Libertad con una mujer de ochenta años enferma del corazón? Pero ése era su deseo y continuamos subiendo, muy lentamente. Si bien mi madre estaba enferma del corazón, también tenía una voluntad de hierro. Creo que media ciudad de Nueva York nos pasó en esa escalera ese día.

Finalmente, increíblemente, llegamos al último descanso, seis o siete escalones antes de la cima. Mientras estábamos allí, tomando lo que debía ser nuestro descanso número trescientos, mi madre miró los últimos escalones que la separaban de su objetivo con resentimiento. "¿Por qué", dijo, "no hicimos esto antes?"

Pensando en esa historia ahora, recuerdo todas las veces que yo también he odiado el ascenso, la cantidad de tiempo que necesitamos vivir para entender, por fin, cómo vivir bien. Y cuán importante es, en la lucha por liberarnos de las viejas maneras, no estar limitado por el estilo o nuestras expectativas, o preocuparnos por lo que los demás puedan pensar. Estar deseosos de hacer las cosas realmente importantes de la manera que las podamos hacer, incluso subiendo sólo tres escalones cada vez.

NUNCA TE PROMETÍ UN JARDÍN DE ROSAS

El patio trasero de mi casa en California del Norte es, en realidad, un pequeño potrero salvaje. Cada año, en verano y otoño, un ciervo suele visitar mi patio en la horas de la madrugada y el ocaso. Esto es algo extraordinario para alguien que creció en la ciudad de Nueva York. Este año, sus cuernos tenían seis puntas, el año pasado sólo eran cinco o, quizás, cuatro. ¡Es asombroso!

En realidad, cuando vine a vivir aquí yo no planeé tener un ciervo en mi patio sino un jardín de rosas. El primer año, sembré quince rosales que me habían regalado mis amigos. Fue un trabajo duro, pero yo podía imaginarme un jardín como los de las revistas. Al final de la primavera las rosas florecieron y, durante un mes, el jardín fue maravilloso; pero luego las rosas comenzaron a desaparecer. Intrigada, me di cuenta de que lo que estaba acabando con mis rosas era algo más grande que un insecto y tomé la decisión de capturarlo con las manos en la masa. Una mañana me levanté a la madrugada y me asomé a la ventana; quedé paralizada al ver al ciervo por primera vez. Parecía la ilustración de uno de mis libros de infancia. Mientras lo observaba asombrada, el ciervo cruzó lentamente el jardín, olfateó algunas rosas y luego se comió con delicadeza una de mis especies más finas.

Desde ese día, cada año tengo que tomar una decisión difícil: ¿Pondré una cerca más alta para proteger mis rosas, o dejaré las cosas así para tener un ciervo a tres metros de distancia en el patio trasero de mi casa? Hasta ahora, cada año he escogido al ciervo. Después de dos años de observarnos mutuamente a través de la ventana, ahora puedo sentarme afuera mientras él deambula por el jardín.

Cuando le cuento esto a la gente, muchos me preguntan con incredulidad: "¿Me estás diciendo que estás dejando que ese ciervo se coma tu jardín?" A veces he invitado a algunas de estas personas a observar al ciervo. Un amigo, atótino con la belleza del animal, me dijo: "Bueno, creo que siempre estamos haciendo lo correcto por razones equivocadas". Yo pensé que estaba sembrando rosales para tener un jardín de rosas, pero ahora parece que estaba sembrando rosales para tener media hora de silencio cada mañana y cada tarde con este mágico animal.

Una de mis pacientes, una mujer con cáncer en los ovarios, me dijo una vez: "Antes de enfermarme, estaba muy segura de todo. Sabía lo que quería y cuándo lo quería. La mayoría de las veces, también sabía lo que tenía que hacer para conseguirlo. Caminaba con la mano extendida diciendo: "Quiero una manzana". Muchas veces, la vida me daba una pera en lugar de una manzana. Siempre estaba tan desilusionada que nunca miré la pera para ver qué era. En realidad, no creo que hubiera podido darme cuenta de que era una pera. El mundo estaba dividido para mí en dos categorías: manzanas y no-manzanas. Si no era una manzana, era simplemente otra cosa. Mis ojos sólo reconocían las manzanas".

Abrazar la vida es en realidad una elección. Cuando le pedí a otra paciente que describiera a su marido, ella, riendo, me contó la siguiente historia sobre un viaje a Hawaii que se había convertido en parte de la mitología de su familia. Su esposo, un hombre muy organizado y austero, había reservado, con meses de anticipación, un automóvil pequeño en cada una de las cuatro islas que iban a visitar. Al llegar a la primera isla, cuando presentaron su reservación en la oficina de alquiler de automóviles, el empleado les dijo que el automóvil económico que habían reservado no estaba disponible. Alarmada, ella vio cómo el rostro de su marido enrojecía, listo para armar un escándalo. Sin embargo, el empleado pareció no notarlo y, simplemente, se disculpó y preguntó si les molestaría llevarse otro automóvil por el mismo precio; tenían disponible un lujoso modelo deportivo. Todavía bastante molesto, su esposo metió las maletas es el lujoso auto y partieron.

Lo mismo les ocurrió en cada una de las otras islas. "Fue fantástico", decía ella, "por el precio de un automóvil económico, tuvimos oportunidad de pasear en lujosos modelos deportivos, con las más sinceras disculpas de parte de la oficina de alquiler". Las vacaciones fueron absolutamente maravillosas y, cuando iban en el avión de regreso a casa, ella se acercó a su esposo para agradecerle por todos los arreglos que había hecho para que todo saliera bien. "Sí", dijo él, satisfecho. "Todo estuvo bien. Lástima que nunca nos dieron el automóvil que habíamos reservado", continuó, con absoluta seriedad.

LA VIDA ES PARA LOS SANOS

Una de mis pacientes, que tiene un síndrome de fatiga crónica, se pasó muchos años buscando ayuda para aliviar sus síntomas, y visitando a miles de médicos, obsesionada con los más mínimos detalles de su enfermedad, los cuales registraba en un diario. Pero, desde hace un tiempo, dejó de hacerlo. Antes pensaba que para disfrutar la vida, para ir al teatro, para tener hijos, para amar, uno tenía que estar sano. Como si sólo los sanos pudieran vivir la vida. Pero un día, durante una meditación, se dio cuenta de que lo que a ella le impedía participar de la vida no era su enfermedad sino el significado que le había atribuido a la enfermedad. Asombrada, descubrió que no había ninguna razón para dejar de ir al teatro porque de pronto pudiera sentirse débil o adolorida. Tal vez en esas condiciones le tomaría más tiempo llegar hasta su silla en el teatro y, tal vez, si se sentía muy mal, tendría que salirse antes de que terminara la función y perderse el último acto. Pero el significado que le había atribuido a sus molestias estaba haciendo que se perdiera toda la obra.

Ahora ha dejado de anhelar la buena salud que una vez tuvo, y hace lo posible para fortalecer su cuerpo de manera natural. En lugar de visitar a cuatro y cinco especialistas a la semana, ahora sólo consulta a su médico cuando tiene un problema serio. Ha descubierto que si está dispuesta a comenzar las cosas sin estar segura de su resultado, con frecuencia puede hacer mucho más de lo que habría podido imaginar. Sonriendo, dice que ha cambiado el letrero que cuelga a la entrada de su vida. Antes solía decir: "La vida es sólo para los sanos", y ahora dice: "Cuando vale la pena hacer algo, vale la pena hacerlo aunque sea sólo a medias".

HABITACIÓN CON VISTA

Después de terminar el último ciclo de un tratamiento agresivo de quimioterapia, una de mis pacientes organizó un viaje a San Francisco con su marido, para celebrar. Su médico había tratado de disuadirla de esta idea; le parecía que no tenía sentido hacer ese viaje en un momento en el cual ella todavía estaba demasiado débil para hacer turismo, ir a un restaurante o participar en cualquiera de las fantásticas aventuras que encierra esa ciudad. Él no podía entender porqué ella quería hacer ese viaje sabiendo que iba a estar muy limitada, y le sugirió que esperara unos meses hasta que estuviera más fuerte. Pero ella y su esposo se fueron de todas maneras y se alojaron en un lujoso hotel.

Al regreso, le pregunté cómo les había ido. "Fue maravilloso", me dijo. "Primero pedimos servicio a la habitación, y nos trajeron una mesa con mantel; mi primera comida sentada a la mesa en muchos meses. Todo era muy elegante, las copas de cristal y la mantequilla en forma de flor. ¡Y la comida! Nos sentamos en esa preciosa habitación, con vista sobre un pequeño parque, y comimos comida de verdad, que pude saborear por primera vez en mucho tiempo. Estábamos desnudos y luego hicimos el amor. Más tarde nos dimos un largo baño de tina con agua caliente, gastamos todas las sales aromáticas y los jabones que encontramos en elegantes botellitas, y usamos todas las toallas que encontramos. Vimos varias películas en televisión, nos comimos la mayor parte de las cosas que había en el refrigerador y nos sentamos en la terraza, envueltos en las batas del hotel, a ver la salida de la luna. Luego sacamos todas las almohadas que estaban guardadas en el armario y dormimos en esa cama enorme con ocho almohadas. Y vimos el amanecer. ¡Fue fantástico!" Así me describió su viaje una mujer que pasó la mayor parte del tiempo despierta en una habitación de hotel.

TRES HISTORIAS DE DESAPEGO

I.

Durante muchos años traté de persuadir a mi padre de que comprara un nuevo sofá para la sala. Año tras año, el viejo sofá verde se veía peor; finalmente, ya no era seguro sentarse en él. Apenada, le dije a mi padre que había comprado un sofá por teléfono, y que les estaba enviando una fotografía para saber si les gustaba. Si así era, el almacén entregaría el sofá el viernes. A mis padres les encantó el nuevo sofá. Sin embargo, cuando llamé el sábado para saber cómo se veía, mi padre me confesó que había cancelado el pedido. Resulta que él no sabía qué hacer con el viejo sofá. Le sugerí que preguntara en el almacén si los mismos hombres que llevaban el sofá nuevo se podían llevar el viejo; pero él me explicó que ya había averiguado y le habían dicho que no.

"Entonces, ¿qué tal regalarlo a una institución de caridad?", pregunté. Pero parece que nuestro viejo sofá ya estaba demasiado viejo para que alguien más lo pudiera usar. Un poco descorazonada, le sugerí que buscara en las páginas amarillas a alguna empresa que hiciera mudanzas; pero papá no quería que ningún extraño entrara en su casa a mover sus cosas.

Finalmente, me quedé sin argumentos. Mi padre, incapaz de desprenderse de algo en la vida, no podía encontrar una manera de aceptar mi regalo. Muchos años después, el viejo sofá se desplomó en medio de la noche, y así se quedó durante años, hasta que mi padre murió y yo traje a mi madre a vivir conmigo.

II.

Mi casa es una vieja cabaña que reposa en las estribaciones de una montaña, en las afueras de San Francisco. Cuando la compré, estaba tan llena de cosas y en tan mal estado que el primer amigo que traje a conocerla enseguida me dijo: "Oh, Rachel, ¿de verdad compraste esto?" Empecé a botar cosas desde el primer día que me pasé aquí; y a lo largo de todos estos años he botado todo tipo de cosas: lámparas, apliques, muebles para baños, escaleras, puertas, etc. Con el tiempo, me deshice incluso de parte del cielo raso y unos pocos muros.

La casa había pertenecido a un hombre que se enorgullecía de su habilidad para arreglar cosas. Si había un hueco en la pared, él tomaba el primer pedazo de madera que se le cruzaba por delante y lo clavaba allí. Si su esposa quería unos estantes o una puerta o una repisa, él ponía lo que fuera, donde ella le señalaba. Yo boté todas esas cosas.

Extrañamente, cuantas más cosas botaba, más cosas parecía tener. Con el tiempo, alquilé cuatro enormes cajas y las llené con todo lo que no hacía parte de la casa. A medida que echaba en las cajas cada una de esas cosas, podía imaginarme a mi padre diciendo: "Espera un momento, eso todavía funciona, uno nunca sabe cuándo va a necesitar uno de esos". Poco a poco, la casa se volvió más sencilla, más vacía, y las líneas básicas de la linda estructura arquitectónica comenzaron a aparecer. Se convirtió en una caja de luz. Al final, todo lo que quedó fue la totalidad. Yo la pinté de blanco.

III.

El perro de Helena nunca estuvo alejado de ella más de dos pasos. Cariñoso, café y fiel, incluso dormía con ella por las noches. Y Helena sentía la misma devoción por su perro; cuando éste murió, ella dijo que dudaba que alguna vez volviera a tener un perro. De hecho, no tuvo perro por muchos años.

Durante esta época, yo la visité varias veces en su casa. Los domingos por la tarde salíamos a caminar por el barrio juntas. En estos paseos, ella se detenía multitud de veces a saludar a los perros de sus vecinos, y los perros callejeros se le acercaban batiendo la cola tan pronto la veían. Cada uno obtenía un cariño y una galleta que salía de su bolsillo.

Una vez le pregunté si extrañaba a su perro. "Sí, mucho", respondió. Pero luego agregó algo extraño. Cuando ella tenía perro, sólo había dos tipos de perros: el suyo y todos los demás. Ahora parecía que todos los perros fueran suyos.

FINALCOMIENZOS

Tenía treinta y cinco años cuando por fin entendí que no hay finales sin comienzos, que los comienzos y los finales siempre están juntos. Nada termina nunca sin que comience algo nuevo, o empieza sin que algo termine. Esto tal vez sería más fácil de recordar si tuviéramos una palabra para ello, algo como "finalcomienzo" o "comienzofín".

    Durante mucho tiempo nunca me di cuenta de los comienzos. Ésa fue una de las primeras cosas que cambió para mí cuando entré al Instituto para el Estudio de la Medicina Humanística. En esa época, estaba aprendiendo joyería y acababa de hacerme un anillo de plata. El diseño era la cabeza de una mujer cuyo largo cabello, salpicado de estrellas, se enrollaba alrededor del dedo y formaba el anillo. Había sido un trabajo difícil desde el punto de vista técnico y yo estaba orgullosa del diseño. Lo terminé justo antes de uno de los primeros seminarios de fin de semana del Instituto y pensé que era una buena ocasión para usarlo.

El anillo suscitó muchos comentarios elogiosos de algunos artesanos que se encontraban en el instituto, y varios sugirieron que se lo llevara a un joyero que tenía una galería cerca de la carretera que bordeaba la costa. Estaba a punto de llover, pero de todas maneras decidí hacer el viaje y pasé una tarde estupenda. El joyero, un hombre muy gentil y un talentoso artista, me ofreció una taza de té y estuvimos cerca de una hora hablando acerca de la belleza y las maneras en que el arte le recuerda a la gente que tiene alma. ¡Curiosa conversación para una joven médica! Al final, le dejé mi anillo para que pudiera sacar el modelo y fundir y vender muchos anillos iguales. El camino de regreso fue difícil porque estaba lloviendo muy duro y el viento soplaba con fuerza, casi arrastrando mi automóvil.

Durante la noche, una violenta tormenta azotó la costa. A la hora del desayuno, sin electricidad ni calefacción, supimos que estábamos incomunicados. La tormenta había causado un derrumbe en la carretera y el mar se había llevado muchas de las casas que estaban sobre la costa. La galería donde había dejado mi anillo había sido una de las casas a las que el mar había entrado llevándose todo por delante, incluido mi anillo.

En medio de mi perplejidad, podía oír varias voces internas que comentaban sobre la pérdida del anillo. La más fuerte era la de mi padre, que decía: "Esto nunca habría sucedido si no le hubieras permitido a un absoluto extraño aprovecharse de ti y beneficiarse de tu trabajo. ¿Por qué eres tan ingenua?" Luego estaba la de mi madre: "¡Eres tan descuidada! Nunca se te puede confiar nada de valor.

Siempre dejas todo botado y pierdes las cosas". Mezclada con estas voces, se oía la voz de una parte muy joven de mí misma que no dejaba de mirar el lugar donde había estado el anillo en mi mano, el día anterior, y decía: "¿Dónde está? Estaba justo aquí".

Alterada, caminé hasta la costa a observar el mar, todavía encrespado por la tormenta de ayer. En algún lugar allí estaba mi anillo. A medida que miraba las olas ir y venir golpeando la playa, comencé a pensar que había algo bastante natural, incluso inevitable, en lo que había ocurrido. Durante millones de años, el mar se había llevado muchas cosas de la superficie de la Tierra. Tal vez todas esas voces familiares que me culpaban estaban equivocadas: no había nada personal en lo que había pasado, sólo era el desarrollo de un proceso mucho más grande.

Miré mi dedo otra vez. Esta vez, había realmente un espacio vacío... y silencioso. Por primera vez, enfrenté una pérdida con un sentido de la curiosidad. ¿Qué vendría en el futuro a llenar este espacio? ¿Quizás haría yo otro anillo? ¿O encontraría un anillo parecido en un almacén o, tal vez, en otro país? Quizás algún día encontraría a una persona que me diera un anillo porque me amaba.

Tenía treinta y cinco años entonces y nunca antes había confiado en la vida. Nunca había permitido que quedaran espacios vacíos. Como mi familia, pensaba que los espacios vacíos permanecían vacíos. La vida consistía en cuidar lo que teníamos y el entrenamiento médico sólo había reforzado la necesidad de evitar las pérdidas a toda costa. Todas las cosas de las cuales me había desprendido en la vida tenían las marcas de mi propiedad. Sin embargo, este espacio vacío se había convertido en algo distinto. Reunía todo el entusiasmo y la expectativa que nos produce un regalo de Navidad.

APEGADO O COMPROMETIDO

Hace treinta y cinco años tuve como paciente a un hombre joven que pasó tres días solo y perdido en un nevado, a temperaturas bajo cero, pero logró sobrevivir. Estuvo hospitalizado varios días en el hospital más cercano al lugar del accidente, y luego fue traído a nuestro hospital debido al congelamiento y la gangrena progresiva de sus pies. Los cirujanos del hospital local habían hablado de amputación y se esperaba que el renombrado equipo de cirugía vascular de nuestro hospital evitara esa penosa decisión. Después de una primera operación, pasaron tres semanas y aún no se veían resultados claros. Luego su pie izquierdo comenzó a mejorar, pero su pie derecho empeoró. El siguiente paso era la amputación, pero el muchacho la rechazó tajantemente; prefería conservar su pie.

Poco a poco su estado fue empeorando, a medida que las toxinas del pie comenzaban a invadirle el cuerpo. Su familia y sus amigos estaban desesperados, pero él seguía firme en su decisión de rechazar la amputación. La situación llegó a un punto crítico una noche, cuando por tercera o cuarta vez un grupo de médicos revisó los estudios más recientes del laboratorio con él. En medio de la discusión, su prometida, abrumada por la posibilidad de que su novio muriera, sobrepasó su límite de tolerancia y, llorando, se quitó el anillo de compromiso y lo encajó en el dedo gordo del pie derecho de su prometido. "Odio este maldito pie", se lamentó. "Si quieres tanto tu pie, ¿por qué no te casas con él? Vas a tener que elegir pues no puedes tenernos a los dos". Todos miramos el pequeño brillante, hundido entre los vendajes del pie del muchacho. Incluso bajo la luz fluorescente, el diamante brilló con una llama de vida. El muchacho no dijo nada y cerró los ojos en señal de agotamiento. Agotados nosotros también, salimos de su habitación para continuar con la visita médica. Al día siguiente, el muchacho pidió que programaran la cirugía.

Seguí viéndolo a lo largo del proceso de adaptación a la prótesis y hasta su completa rehabilitación. Al término de un año, sólo una ligera cojera era el recuerdo de su difícil elección. Dos semanas antes de su boda, volvimos a recordar esa noche antes de la operación y le pregunté qué lo había hecho cambiar de opinión. Me dijo que ver el diamante en su pie había sido muy impactante. Su novia estaba en lo cierto; él estaba casado con su pie. El dramático gesto de su novia lo había ayudado a ver, por primera vez, que él estaba más apegado a la idea de conservar su pie que comprometido con la vida, con la idea de vivir juntos. Sin embargo, había sido la promesa de esa vida lo que lo había hecho sobrevivir tres días en la nieve.

Mientras el apego tiene su origen en la personalidad, en lo que los budistas llaman la "naturaleza del deseo", el compromiso viene del alma. En relación con la vida, al igual que en las relaciones humanas, el apego reduce las opciones, mientras que el compromiso las multiplica. La vida moderna nos ha convertido en personas apegadas en lugar de ser personas comprometidas. De hecho, para muchas personas es difícil distinguir entre apego y compromiso en su propia vida. Sin embargo, el apego nos conduce cada vez más cerca del encierro, mientras que el compromiso, a pesar de que a veces parece más restringido, al final nos llevará a un grado más alto de libertad. Los dos encierran momentáneamente una experiencia de resistencia, a veces en contra del flujo de los acontecimientos o de la tentación. Pero uno puede distinguir entre los dos en la mayoría de las situaciones fijándose si, con el tiempo, uno se ha acercado más, a través de esa actividad o relación, a la libertad o a la esclavitud. El apego es un reflejo, una respuesta automática que con frecuencia puede no reflejar nuestro bien más profundo. El compromiso es una elección consciente, alinearnos con nuestros valores más auténticos y nuestro sentido del propósito. La sobrevivencia en el contexto de una enfermedad mortal puede involucrar una disposición de dejarlo ir todo menos la vida misma.

TENER LA GALLETA

Otro de mis pacientes, un exitoso hombre de negocios, me dice que, antes de que le diagnosticaran cáncer, él se deprimía si las cosas no salían como quería. La felicidad era "tener la galleta". Si tenía la galleta, las cosas estaban bien; si no la tenía, la vida no valía la pena. Infortunadamente, la galleta era algo distinto cada vez. A veces era dinero, otras veces, poder, y otras, sexo. Algunas veces era un automóvil nuevo, el mejor contrato o el cargo más prestigioso. Año y medio después de su diagnóstico de cáncer de la próstata, sacude la cabeza con remordimiento: "Es como si nunca hubiera madurado y me hubiera quedado con la conducta de un niño. Cuando le doy a mi hijo una galleta, se pone feliz. Si le quito la galleta o ésta se rompe, se pone triste. Pero mi hijo tiene dos años y medio y yo tengo cuarenta y tres. Me ha tomado todo ese tiempo entender que la galleta no me hará feliz por mucho rato. Tan pronto tienes la galleta, ésta empieza a deshacerse, o tú empiezas a preocuparte porque la galleta se desmorone o alguien quiera quitártela. Tienes que renunciar a muchas cosas para cuidar de tu galleta, para evitar que se desmorone y para asegurarte de que nadie te la quite. Es posible que ni siquiera tengas la oportunidad de comértela porque estás muy ocupado tratando de cuidarla. La vida no consiste en tener la galleta".

Entonces mi paciente se ríe y dice que el cáncer lo ha cambiado. Por primera vez en su vida, se siente feliz, independientemente de que sus negocios vayan bien o mal, o de que él gane o pierda cuando juega su deporte preferido. "Hace dos años, el cáncer me preguntó: 'Bueno, ¿qué cosa es verdaderamente importante?' Pues la vida es importante. La vida, independientemente de la clase de vida que tengas — con o sin la galleta. La felicidad no tiene nada que ver con la galleta, tiene que ver con estar vivo... ¡Caramba, creo que la vida es la galleta!"

TODO O NADA

En realidad es difícil editar la vida, especialmente en cuanto se refiere a los sentimientos. No estar abierto a la ira o a la tristeza por lo general significa no estar abierto tampoco al amor o a la dicha. Todas las emociones parecen funcionar con un solo interruptor. Nunca ha dejado de impresionarme la capacidad que tienen algunas personas que padecen una enfermedad para vivir la vida de una manera más plena que la mayoría de la gente; y para encontrar más sentido y profundidad, y también más asombro, en lo común y corriente. Tal vez esto se debe a que esas personas permiten que los sucesos de su vida las lleven a extraordinarias alturas, así como a profundos valles.

Una de las personas más especiales que conozco es una mujer a quien le fue diagnosticado un cáncer de ovario. Con más de sesenta años, había tenido una vida extraordinaria, en la cual había aprovechado con entusiasmo todas las oportunidades que se le habían presentado. El cáncer y su tratamiento fueron más que un reto para su exuberancia y también para su espíritu. Al comienzo, el único efecto de la quimioterapia fue la pérdida de su cabello, y entonces venía al consultorio, sonriente, totalmente calva pero con exóticos aretes. Al final del tratamiento, yo iba a verla a su habitación pues estaba tan débil que apenas podía abrir los ojos.

A lo largo de todo el tratamiento, anduvo con una grabadora con audífonos, en la cual escuchaba lo que llamaba "música para la quimioterapia". Primero la prendía sólo durante las sesiones de quimio, pero luego comenzó a escuchar esa música todo el tiempo. El cáncer era una experiencia distinta de cualquier cosa que ella hubiera vivido antes. Como ella misma lo expresaba: "Al comienzo me veía a mí misma como un atleta a punto de iniciar una carrera. Era una prueba muy difícil y, lo que no sabía, era que tendría que enfrentarla corriendo con un solo pie". Despojada de su confianza en su increíble fortaleza física y en su vitalidad, encontró una seguridad mayor en otra parte, más oculta, de sí misma, y así sobrevivió.

Cerca de un año después de terminar el tratamiento, cuando su cabello, su peso normal y su risa habían vuelto, esta mujer ofreció una fiesta para las personas que la habían ayudado en su recuperación. Cuando ya estábamos todos reunidos, cerca de cien personas, pidió un momento de silencio. De pie sobre una silla, habló sobre los dos años que acababan de pasar, sobre su dolor, lo que había perdido, su desesperanza y su angustia. Cada uno de nosotros había estado allí, con ella, de una manera especial y por eso nos daba las gracias.

Luego, con un gesto travieso, levantó un casete y nos habló de su "música para la quimioterapia". Nos dijo que se trataba de una sola pieza musical que había escuchado incesantemente durante todos esos meses, y que ahora quería que nosotros también la escucháramos. Entonces puso el casete en la grabadora y subió el volumen. Después de unos instantes, una voz llena de emoción comenzó a cantar: "Alabemos al Señor", y luego un himno de alabanza llenó la habitación.

Al principio hubo un momento de desconcierto, pero rápidamente todo el mundo —amigos y vecinos, hijos, hijas, médicos y enfermeras, empleados y familiares— comenzó a bailar. Bailamos durante varias horas. Ésa es una de las mejores celebraciones de la vida que he presenciado.

Como médica, fui entrenada para permanecer siempre en el punto medio; para no participar en las desilusiones ni en las esperanzas de los pacientes; para ser objetiva y luchar siempre por la vida.

A menudo el precio por estar en esa posición es alto. Cuando todavía estaba en la escuela de medicina, asistí a la comida de despedida de uno de los miembros de la facultad, que se retiraba debido a su edad avanzada. Galardonado con múltiples distinciones profesionales, éste era un médico muy conocido y respetado por sus contribuciones a la ciencia médica. Muchas personas habían venido de distintas ciudades a rendirle homenaje; era una noche memorable.

Sus palabras de agradecimiento también fueron memorables. Con su lucidez característica, resumió los adelantos de la medicina durante los cincuenta años de su ejercicio profesional, y luego señaló la dirección de las investigaciones futuras. Una magnífica síntesis del pasado y el futuro, su discurso provocó una enorme ovación.

Un poco más tarde, un grupo de estudiantes nos acercamos para darle personalmente nuestro agradecimiento y expresarle nuestra admiración. Entonces uno de los estudiantes le preguntó si tenía algo especial para decirnos ahora que estábamos comenzando nuestra carrera, algo que pensara que deberíamos saber. Después de dudar unos instantes nos dijo que, a pesar de todo el éxito profesional de que había disfrutado y del reconocimiento que había obtenido, sentía que no sabía mucho más sobre la vida ahora de lo que sabía cuando había comenzado su carrera. Con un gesto de retraimiento, incluso de tristeza, dijo: "Se me ha escapado de las manos, como el agua".

Inicialmente, nadie entendió lo que quiso decir; luego le atribuimos esas palabras a su modestia. Incluso algunos se preguntaron si ellas no serían el signo del comienzo de una demencia senil. Ahora, casi treinta y cinco años después, siento compasión por él.

VII
Vivir y ayudar a vivir

Todos podemos influenciar la fuerza de la vida. Las herramientas y las estrategias de curación son innatas para los humanos, parte de los derechos que nos pertenecen desde el nacimiento. Nos son tan familiares que quienes creemos en la tecnología les prestamos poca atención. Pero ellas no han perdido su poder.

Las personas se han curado unas a otras desde el comienzo. Mucho antes de que hubiera cirujanos, psicólogos, oncólogos, etc., cada uno de nosotros ha estado ahí para los demás. La curación de nuestro sufrimiento actual puede residir en reconocer y reclamar la capacidad que todos tenemos de curarnos mutuamente, el enorme poder que se esconde en la más simple de las relaciones humanas: la fuerza del contacto, la bendición del perdón, el privilegio de que alguien nos tome por lo que somos y encuentre en nosotros una bondad insospechada.

Quien está vivo ha sufrido. Es la sabiduría que obtenemos de nuestras heridas y de nuestras experiencias de sufrimiento lo que nos hace capaces de curar. Convertirnos en expertos se ha vuelto menos importante que recordar y confiar en nuestra totalidad y en la de los demás. Los expertos curan, pero quien ha sufrido puede ofrecer una curación mejor, porque sólo quien ha sufrido puede entender lo que se necesita; porque la curación del sufrimiento proviene de la compasión, no de la pericia.

Cuando todavía formaba parte de la facultad de Stanford, fui invitada, junto con otros médicos y psicólogos, a un seminario de un día dirigido por el doctor Carl Rogers, uno de los pioneros de la psicoterapia humanística. En esa época yo era joven y me sentía orgullosa de ser una persona altamente calificada, cuyas opiniones y juicios eran apreciados en la facultad. El enfoque desde el cual Rogers abordaba la terapia, llamado "Consideración Positiva Incondicional", me parecía una deplorable disminución de los estándares. Sin embargo, se decía que sus resultados terapéuticos distaban poco de ser mágicos, y como sentía curiosidad, decidí ir al seminario.

Rogers era un hobre muy intuitivo y, a medida que nos hablaba sobre la forma como trabajaba con sus pacientes, hacía pausas para poner en palabras lo que hacía de manera instintiva y natural. Una manera de hablar muy distinta de los discursos autoritarios y muy bien estructurados a los cuales yo estaba acostumbrada en la escuela de medicina. ¿Podía alguien que parecía tener tantas dudas ser un experto? Lo dudaba. Según lo que había entendido, su manera de trabajar consistía básicamente en sentarse en silencio con el paciente y aceptar todo lo que éste decía sin emitir ningún juicio ni interpretación. No podía imaginarme cómo esto podía ayudarle verdaderamente a alguien.

Al final del seminario, el doctor Rogers nos hizo una demostración de su trabajo. Uno de los médicos que estaba entre el público se ofreció como voluntario para actuar como paciente y entonces cada uno colocó su silla de manera que quedaran uno frente al otro. Antes de que Rogers comenzara la demostración, se quedó observando por un momento a la audiencia, compuesta por un pequeño grupo de médicos tradicionales. Durante esos momentos de silencio, me moví inquieta en la silla. Luego Rogers comenzó a hablar. "Antes de cada sesión, siempre tomo un momento para recordar mi humanidad", nos dijo. "Este hombre no puede haber tenido ninguna experiencia que no pueda compartir conmigo, ningún miedo que yo no pueda entender, ningún sufrimiento que no despierte mi compasión, porque yo también soy humano. No importa cuán profundo sea su sufrimiento, él no tiene que sentirse avergonzado de decírmelo, porque yo también soy vulnerable. Y, justamente por eso, yo soy suficiente. Cualquiera que sea su historia, él ya no necesita estar solo. Esto es lo que le permitirá comenzar a sanar".

La sesión que tuvo lugar enseguida fue profunda. Rogers la dirigió sin decir una palabra, ofreciéndole al paciente, a través de su atención, una total aceptación. El médico comenzó a hablar y la sesión se convirtió rápidamente en algo mucho más importante que la demostración de una técnica. En medio del ambiente de seguridad que Rogers le brindó a través de su actitud de total aceptación, el médico comenzó a quitarse las máscaras, con cierta vacilación al comienzo y luego cada vez más fácilmente. A medida que caían las máscaras, Rogers mantuvo su actitud de aceptación incondicional, hasta que finalmente el doctor se deshizo de todas sus máscaras y pudimos ver su verdadero rostro. Dudo que incluso él mismo lo hubiera visto alguna vez. En ese momento ya muchos de nosotros nos sentíamos igualmente desnudos y teníamos lágrimas en los ojos. Recuerdo que me sentí envidiosa del médico que se había ofrecido como voluntario, pues me habría gustado mucho tener la oportunidad de ser aceptada por alguien de manera tan total e incondicional. Excepto por aquellos breves momentos con mi padrino, de los cuales hablé en una historia anterior, yo nunca había tenido esa experiencia.

Siempre me había esforzado por ser una persona suficientemente buena; ésa era la pauta que me guiaba para elegir mis lecturas, mi ropa, la manera como pasaba el tiempo, dónde vivía y hasta lo que decía. Incluso ser "suficientemente buena" no era suficiente para mí; me había pasado la vida tratando de ser perfecta. Pero si lo que Rogers decía era cierto, la perfección era el premio para el que llegaba de último. Lo que se necesitaba era, simplemente, ser humano. Yo era un ser humano, aunque me había pasado la vida temiendo que los demás lo descubrieran.

Lo que Rogers estaba resaltando es, por supuesto, un principio básico y muy sabio de la relación de curación. Independientemente de los conocimientos adquiridos, el mayor regalo que cualquier persona puede aportarle a alguien que está sufriendo es su totalidad como ser humano.

Escuchar es la herramienta de curación más antigua y, quizás, la más poderosa. Con frecuencia, lo que nos permite producir los cambios más profundos en las personas que nos rodean es la calidad de nuestra atención y no la sabiduría de nuestras palabras. Cuando escuchamos a los demás, les ofrecemos, a través de nuestra atención, una oportunidad de ser tal como son en su totalidad. Nuestra atención se convierte en un refugio para las partes de los demás que ellos rechazan. Aquellas partes que han sido negadas y despreciadas tanto por ellos mismos como por los demás; sus partes ocultas... Y, en nuestra cultura, con frecuencia escondemos tanto el alma como el corazón.

El acto de escuchar crea un silencio sagrado. Cuando escuchamos a una persona con atención, esa persona puede escuchar su verdad, a veces por primera vez en la vida. Y en medio de ese silencio, cada uno de nosotros se puede reconocer en los demás. Con el tiempo, incluso, es posible que lleguemos a escuchar, a través de las personas que nos rodean y más allá, el suave canto de lo invisible.

Hace poco iba caminando bajo la lluvia por las calles de Nueva York, pensando en la facilidad con la que crece la naturaleza en el sitio donde vivo ahora. No todas las cosas tienen espacio para crecer y desarrollarse plenamente. La lluvia me hizo intensamente consciente de la dureza de ese mundo de cemento y de la increíble capacidad de los seres humanos para doblegar la naturaleza de acuerdo con su voluntad. En medio de las calles de una ciudad, no parece haber ningún ser viviente que pueda responder al estímulo de la lluvia. Pero lo importante es que la lluvia no cesa de caer. La posibilidad del crecimiento existe incluso en medio de las situaciones más difíciles. El acto de escuchar se parece a la lluvia.

SER HUMANO

Al comienzo de diciembre, cuando yo tenía trece años, mi padre se declaró en bancarrota. Ese año, todos hicimos manualmente nuestros regalos de Navidad. Recuerdo estar esperando la Navidad con más ansiedad que la normal, deseosa de saber si a mi padre le gustaría la bufanda que yo le había tejido, y cómo se vería puesto el brazalete de hilos de cobre que había diseñado para mi madre. A pesar de la difícil situación que atravesábamos, la mañana de Navidad nuestra sala se veía como siempre, decorada con los adornos de toda la vida y la mesa tapizada de regalos, sólo que envueltos este año en un papel verde ordinario y adornados con la cinta del año anterior. Entre ellos reposaba una pequeña caja de terciopelo.

Aun teniendo trece años, sabía que lo más probable era que una caja como ésa no contuviera un regalo fabricado en casa. La miré llena de curiosidad. Mi padre sonrió. "Es para ti", me dijo. "Ábrela". Adentro había un par de aretes de oro de veinticuatro quilates; eran preciosos. Los miré en silencio, asombrada, sintiendo el peso de mi falta de gracia y mi irremediable timidez. "¿No te los vas a probar?", preguntó mi padre, y entonces me dirigí al baño, cerré la puerta y me los puse. Cautelosamente me miré en el espejo. Mi cara pálida y llena de granitos, y mi cabello opaco y grasoso, se veían como siempre; los aretes se veían ridículos.

Me los quité con rabia, volví corriendo a la sala y los tiré al piso. "¿Cómo pudiste hacer eso?", le grité a mi padre. "¿Por qué te estás burlando de mí? Te los devuelvo, no los quiero. Se ven ridículos. Soy demasiado fea para usarlos. ¿Cómo pudiste desperdiciar todo ese dinero?" Luego estallé en llanto. Mi padre no dijo nada hasta que dejé de llorar. Después me alcanzó su pañuelo. "Yo sé que no se ven bien ahora", dijo con mucha calma. "Los compré porque algún día se te van a ver perfectamente".

Me siento muy agradecida por haber sobrevivido a la adolescencia. En algunos de los peores momentos, solía sacar la caja y mirar los aretes. Mi padre se había gastado un dinero que no tenía porque creía en la persona en la cual me estaba convirtiendo. Era algo que me servía de apoyo.

Tras el regalo de mi padre se encuentra la clase de visión doble que caracteriza a cada sanador. Hubiera podido decirme que no llorara, que algún día yo sería una mujer encantadora. Pero eso habría subestimado mi dolor e invalidado lo que estaba sintiendo, la verdad del momento. Lo que él hizo fue mucho más poderoso. Reconoció mi dolor y su justificación, mientras respaldaba mi proceso.

Su fe en que las cosas cambiarían naturalmente con el tiempo marcó la diferencia. La totalidad es simplemente un problema de tiempo.

"Ser humano" es más un verbo que un sustantivo. Todos estamos sin terminar, somos un proceso. Tal vez sería más exacto agregar la palabra "todavía" a todas nuestras evaluaciones de nosotros mismos y de los demás. Juan no conoce la compasión... todavía. No tengo el suficiente valor... todavía. Eso cambia todo. He visto a este "todavía" convertirse en hechos reales incluso al borde de la muerte. Si la vida es un proceso, todos los juicios son provisionales. No podemos juzgar las cosas sino hasta que están terminadas. Nadie pierde ni gana hasta que termina la carrera.

"Dañado" puede ser sólo una etapa del proceso. Un botón de rosa no es una rosa imperfecta. Sólo las cosas muertas están dañadas. Tal vez el proceso único que es un ser humano no termina nunca. Ni siquiera con la muerte.

Con nuestros apegos instintivos, nuestro miedo al cambio y nuestro anhelo de seguridad y permanencia, podemos estar traicionando la impermanencia que es nuestra gran fortaleza, nuestra identidad más fundamental. Sin la impermanencia, no hay proceso. La naturaleza de la vida es el cambio. Toda la esperanza está basada en el proceso.

Cuando mi padre me dio ese regalo, yo era profundamente crítica de todas las cosas. Lo que faltaba siempre me parecía claro y evidente, e influenciaba mis reacciones hacia mí misma y hacia todos los que me rodeaban. He luchado para liberarme de esta forma de ver las cosas, pero nunca he logrado hacerlo. Poco a poco, he llegado a reconocer el don que hay en ello; eso que una vez vi como defecto es simplemente la demostración de que hay lugares en los cuales nos necesitamos los unos a los otros y todos podemos reunirnos para encontrar la totalidad.

Me ha tomado un largo tiempo entender que un diagnóstico es, simplemente, otra forma de hacer un juicio. Identificar una enfermedad tiene una utilidad limitada. Eso no capta la vida ni la refleja con precisión. Por otra parte, la enfermedad también es un proceso, como lo es la vida.

El concepto del diagnóstico y la cura tiene mucho que ver con arreglar lo que está dañado, y una visión muy estrecha de la capacidad de arreglar los problemas de la gente puede llevar a la negación del poder del proceso de cada persona. Hace algunos años, yo creía que tenía todo el crédito por la mejoría de mis pacientes; su recuperación era prueba de mi habilidad y conocimiento como médica. Nunca solía reconocer que sin la participación de sus procesos biológicos, emocionales y espirituales, que respondían a mis intervenciones, nada podría haber cambiado. Todo el tiempo pensaba que estaba reparando algo, que estaba colaborando.

Como pediatra, una vez le di una charla sobre salud a un grupo de niños de colegio. Venía preparada para hablar sobre la importancia de lavarse los dientes y no comer alimentos que no tuvieran valor nutritivo, pero los niños querían preguntar cosas que eran más importantes para ellos. Cosas como: "¿A dónde vamos cuando dormimos?" y "¿Se convierten los muertos en ángeles?" Rápidamente esos niños establecieron los límites de mi conocimiento y luego, por supuesto, perdieron interés en mí.

Nuestra reunión se llevaba a cabo en el prado afuera de los salones de clase. Un pequeño, señalando una flor amarilla que crecía en medio del pasto, me preguntó: "¿Qué es esto?" Un coro de voces respondió: "Un diente de león". Señalando un manojo de hojas, volvió a preguntar: "¿Y eso?" "Otro diente de león", chillaron las voces. Un chico mayor se levantó y recogió una de las muchas florecillas de pelusa que adornaban el prado. "Y entonces, ¿qué es esto?", preguntó, soplándola al viento. "Un diente de león", gritaron las voces otra vez, con picardía. Entonces se desató una importante discusión existencial que pronto se fue acalorando. ¿Cuál de todos era realmente el diente de león? Después de unos minutos de debate, la discusión fue claramente resuelta por una de las chicas mayores, en realidad ya una adolescente. En un tono superior y desganado, regañó a los demás por ser tan tontos. "Todo es un diente de león", dijo. "Un diente de león es sólo algo que está ocurriendo en un lugar específico en el mundo".

Y, supongo, que eso somos todos. Ver la fuerza de la vida en los seres humanos es algo que acerca la medicina más a la jardinería que a la carpintería. Yo no arreglo un rosal. Un rosal es un proceso viviente y yo, como estudiante de ese proceso, puedo aprender a podarlo, a nutrirlo y a cooperar con él de una manera que le permita desarrollarse mejor y maximizar su fuerza vital aun en la presencia de la enfermedad.

Confiar simplemente en el proceso tiene mucho poder. Una colega me estaba contando acerca del nacimiento de su nieto. En cierto momento de su difícil y prolongada labor de parto, su hija la había llamado pidiendo ayuda. Mi colega se sintió impotente en ese momento, sintió que no había nada que ella pudiera hacer para arreglar las cosas. Entonces se sentó al lado de su hija, sosteniéndole la mano, confiando en el proceso del nacimiento y sintiendo que eso no era suficiente. Pero tal vez sí lo es. La confianza en un proceso que proviene del conocimiento y la experiencia personal es realmente la base para ayudarnos y consolarnos los unos a los otros. Sin ella, todas nuestras acciones son dirigidas por el miedo. El miedo es la fricción en todas las transiciones.

VIVIR Y AYUDAR A VIVIR

Hace muchos años, cuando enseñaba pediatría en una importante facultad de medicina, seguí el caso de seis adolescentes con diabetes temprana. La mayoría tenían diabetes desde que tenían dos o tres años, y desde entonces seguían responsablemente una estricta dieta y se aplicaban inyecciones de insulina. Pero desde que estos muchachos entraron en el remolino de la adolescencia, desesperados por ser como sus compañeros, su enfermedad se convirtió en una terrible carga para ellos, en una marca que los diferenciaba. Jóvenes que habían estado bajo el control de la diabetes desde la infancia, se rebelaban ahora contra la autoridad de su enfermedad como si fuera un nuevo padre. Olvidaban aplicarse las inyecciones, comían lo mismo que comían sus compañeros, y habían llegado en coma o en shock a la sala de urgencias del hospital, una y otra vez. Era algo asustador y frustrante, peligroso para los jóvenes y desgastante para sus padres y todo el personal de pediatría del hospital.

Siendo la directora asociada del servicio, este problema llegó a mi escritorio y decidí intentar algo muy simple. Organicé dos grupos de discusión, cada uno formado por tres jóvenes y los papás de los otros tres. Cada grupo se reunía una vez por semana y los resultados fueron muy exitosos. Muchachos que no podían hablar tranquilamente con sus propios padres, expresaban con elocuencia sus necesidades y opiniones delante de los padres de los otros muchachos. Padres que no podían escuchar con tranquilidad a sus propios hijos, escuchaban con atención cada palabra que decían los hijos de los otros. Y todos los muchachos eran capaces de escuchar lo que decían los padres de los otros, aun cuando no eran capaces de escuchar a sus propios padres. Todos los integrantes de los grupos, al sentirse comprendidos por primera vez, se sintieron suficientemente seguros para llorar y descubrieron que los demás se interesaban por ellos y podían brindarles consuelo. Gente de distintas edades fue capaz de brindarse comprensión y apoyo mutuo, y la conducta de todos comenzó a cambiar. Los padres y los hijos comenzaron a hablar y a escucharse mutuamente de una nueva manera.

Estábamos logrando grandes progresos en la calidad de las relaciones familiares, y el número de consultas de urgencia al hospital estaba disminuyendo efectivamente, cuando el director del servivio descubrió los grupos. Su indignación fue terrible. ¿En qué estaba pensando yo para sobrepasar las limitaciones de mi entrenamiento de una manera tan absurda? ¿Acaso era yo psiquiatra? ¿Qué pasaría si alguna de estas personas había sufrido algún daño por algo que se había dicho en el grupo, o había salido emocionalmente lastimada? ¿Qué habría hecho yo en ese caso? En consecuencia, a pesar de los buenos resultados, los grupos se disolvieron.

Todavía hay un concepto muy estrecho de lo que debe ser un promotor de la salud. Cuando pienso de nuevo en esa gente y en la sabiduría, amabilidad y comprensión que fueron capaces de ofrecerse los unos a los otros, me entristezco. Ellos no eran ningunos inexpertos y, habiendo sufrido yo misma una enfermedad desde la adolescencia, yo tampoco lo era. Nuestra experiencia vital era tan valiosa como cualquier título profesional.

Creo que no podremos lograr la salud para todo el mundo hasta que no entendamos que todos somos promotores de la salud de los demás, y valoremos lo que cada uno tiene para ofrecerles a los otros tanto como valoramos lo que los expertos tienen para ofrecernos. Desde entonces, los grupos como aquéllos han demostrado, más allá de cualquier duda, que muchos problemas que no responden a las intervenciones médicas más sofisticadas pueden resolverse a través del trabajo comunitario de las mismas personas que los padecen y, por tanto, los entienden. En tales grupos, el concepto de enfermedad o sufrimiento se fragmenta y todos nos convertimos en compañeros y sanadores de los demás. Hemos alcanzado la sabiduría para sanar y la capacidad de cuidar de los demás.

En una reciente conferencia, Bill Moyers comentaba que uno de los valores más tradicionales de la vida occidental: —vive y deja vivir—, nunca puede establecer un clima de buena salud para todos. La salud general requiere que, tanto a nivel individual como social, vayamos un poco más allá: que vivamos y ayudemos a los demás a vivir.

CÓMO NOS VEMOS LOS UNOS A LOS OTROS

Cuando era adolescente, yo era alta, tenía granos en la cara y, francamente, no era nada bonita. Las mujeres de mi familia siempre se habían distinguido por su elegancia, y una prima segunda, que era bastante mayor que yo, decidió ayudarme con los apectos que mis intelectuales padres habían considerado superficiales. Un sábado al mes, me llevaba de compras y luego me invitaba a almorzar al Salón de Té Ruso, un sofisticado y encantador lugar de Nueva York. Esos paseos eran espantosos para mí. Toda la ropa que me probaba se me veía horrible. Había crecido rápidamente y mis movimientos eran torpes. Una vez me enredé con mis propios pies y me caí en la calle cuan larga era, lo que me causó raspones en las rodillas y la quijada y ensució por completo mi vestido. Mi prima era una mujer muy amable, que no parecía criticarme ni avergonzarse de mí. Me ayudó a levantar y me llevó a tomar el té, a pesar de mis raspones y mi vestido sucio y todo lo demás.

Años después de ese incidente, ella se casó. Absorta en las exigencias de mi educación y, luego, de mi entrenamiento profesional, dejé de verla. Después de un tiempo, cuando sus hijos ya estaban en el colegio y yo era una joven médica, reanudamos nuestra costumbre de almorzar y hacer compras juntas. Ahora, cuando entrábamos al salón de té, todo el mundo se quedaba en silencio, mirando a dos mujeres altas y de apariencia exótica que, sin duda, no pasaban inadvertidas. Esto habría sido muy divertido si mi prima hubiera actualizado su imagen de mí; pero la verdad es que, a pesar de los cambios en mi apariencia y comportamiento, ella aún me veía como una adolescente torpe y sin remedio. Y yo no podía escapar a sus expectativas inconscientes.

Nos sentábamos a almorzar y, a medida que avanzaba la tarde, yo sentía que regresaba en el tiempo. Derramaba mi copa de vino tinto en el mantel blanco impecable o salpicaba salsa en mi vestido. Una vez se me cayó la cartera con la cremayera abierta y rodaron por el piso del salón pintalabios, llaves, billeteras y toallas higiénicas. Mi prima presenciaba todos estos incidentes con elegancia y sin decir palabra. Totalmente ignorante de la influencia que ejercía en estos sucesos y del poder que tenía su particular imagen de mí, ella me sonreía con compasión y aceptación y me ayudaba a recoger todo el desastre. ¡Era desesperante!

A cada uno de nosotros nos define, de cierto modo, tanto nuestro potencial como su expresión. Hay una gran diferencia entre una nuez y un pequeño pedazo de madera tallado en forma de nuez, una diferencia no siempre evidente al ojo desprevenido. La diferencia existe incluso si la nuez nunca tiene la oportunidad de ser plantada en la tierra y crecer para convertirse en un nogal. El hecho de recordar su potencial cambia la manera como vemos la nuez y reaccionamos ante ella; la manera como la valoramos. Si la nuez tuviera consciencia, el hecho de conocer su potencial probablemente cambiaría lo que ella pensaría y percibiría de sí misma. Los hindúes usan la expresión de saludo *"Namaste"*, en lugar de nuestro poco significativo "Hola", que más o menos quiere decir: "Independientemente de tu apariencia exterior, veo y saludo al alma que hay dentro de ti". Hay sabiduría en esta forma de relacionarse con los demás. A veces podemos ayudar más a los demás si recordamos que lo que pensamos de ellos puede proyectarse sobre su comportamiento cuando estamos con ellos y puede afectarlos de una manera que no alcanzamos a entender plenamente.

Tal vez comunicamos un sentido de la posibilidad a través de nuestro tono de voz, de la expresión de nuestro rostro o de la elección de determinadas palabras. Con lo años, he llegado a preguntarme si este sentido no se comunicará incluso de una manera más directa, a través de la imposición, misteriosa aunque evidente, de una imagen personal, de la misma forma en que mi prima lo hacía conmigo.

El hecho de tener y transmitir un sentido de la posibilidad no significa hacer exigencias o tener expectativas. Puede significar no tener ninguna expectativa sino simplemente estar abiertos a todas las promesas que la situación pueda encerrar y recordar la incapacidad de todos para conocer el futuro. Thoreau decía que debemos despertarnos y permanecer despiertos, pero no a través de medios mecánicos sino a través de la constante espera del amanecer. No hay necesidad de exigir que el amanecer se presente; el amanecer es simplemente un asunto de tiempo y paciencia, y se puede ver muy distinto de acuerdo con la historia que nos contemos acerca de él. La experiencia me ha mostrado la sabiduría que hay en permanecer abiertos a la posibilidad de crecimiento que hay en todas las circunstancias, sin que nunca sepamos la forma que ese crecimiento pueda adquirir.

Cuando la gente está enferma, la imagen privada que tenemos de ella puede tener consecuencias mucho más amplias de las que alcanzamos a notar.

Conocí a Javier, un joven arquitecto, cuando estaba siendo tratado en el hospital de la universidad a causa de un linfoma. Un hombre rudo, con inmensa confianza en su fuerza física, Javier había sido golpeado por primera vez en su vida por el poder de la quimioterapia. Una persona menos fuerte habría sucumbido a ese golpe, pero Javier logró de alguna manera seguir atendiendo a sus clientes y conducir regularmente una larga distancia para recibir su tratamiento. Durante nuestras sesiones, hablaba con frecuencia del joven médico, residente en oncología, que lo estaba atendiendo. Prácticamente de la misma edad, los dos hombres habían comenzado a hablar de temas distintos al diagnóstico y el tratamiento, y habían comenzado a compartir sus sueños y sus valores. Poco a poco, la relación con su médico se había vuelto importante para Javier;

sentía que éste lo veía no sólo como a un paciente sino como a un hombre.

La quimioterapia continuó durante un año. Yo me maravillaba de su determinación y del poder de sus ganas de vivir. Cuando el tratamiento finalmente terminó, Javier, su esposa y sus hijos comenzaron a reconstruir la calidad de su vida juntos. La fuerza de Javier volvió rápidamente; en poco tiempo, estaba dirigiendo otra vez un pequeño equipo de fútbol, escalando montañas y derrotando a sus amigos en las canchas de tenis. Y siguió gozando de buena salud durante dos años más.

Durante este tiempo, el joven médico se había ido a continuar sus estudios y a prepararse para una especialización. Cuando volvió para terminar su entrenamiento, Javier lo vio por primera vez en dos años durante un control de rutina. Entusiasmado, lo invitó a salir una noche con él y su esposa; podrían comer juntos y tal vez ir al teatro. El médico dudó un momento y, con torpeza, dijo que no le parecía que fuera una buena idea. Intrigado, Javier le preguntó por qué, y el médico se sintió aun más incómodo. "Bueno", murmuró, "no quisiera que nos volviéramos muy amigos. Necesito protegerme; después de todo, tú tienes cáncer".

Javier se sintió abrumado. Durante los siguientes meses, no podía hablar de otra cosa en nuestras sesiones. A pesar de mis esfuerzos, no pude convencerlo de que su médico sí creía en la eficacia del tratamiento que le estaba aplicando y en la posibilidad de que él lograra vencer la enfermedad. Javier se deprimió. Entonces decidí llamar al joven médico, pero éste consideró que mi preocupación era infundada; después de todo, él simplemente le había dicho honestamente a Javier lo que pensaba. "Todos sabemos lo que puede pasar", dijo.

"Sí, pero hay mucha gente que logra vencer esos riesgos", le recordé.

"Pero no con mucha frecuencia", respondió.

Cuatro meses después, la enfermedad de Javier reapareció. Trataron de hacerle un transplante de medula, pero no sobrevivió. Yo recibí un extenso resumen de su médico, en el cual mencionaba su profundo respeto y admiración por la manera en que Javier había enfrentado su enfermedad y su vida, y señalaba los beneficios del trabajo psicológico que habíamos realizado. Este médico me ha referido muchos pacientes a lo largo de los años.

Cada vez que recuerdo el impacto que las palabras del joven médico tuvieron sobre Javier, me pregunto si ellas no habrán afectado algo más que su estado de ánimo. Las creencias médicas tradicionales dirían que eso no es posible y no existe ningún estudio científico riguroso que demuestre lo contrario; sin embargo, pensando retrospectivamente en las tardes en el Salón de Té Ruso, no estoy tan segura. Sin duda, el médico no vio su actitud como una fuerza que pudiera influir sobre el pronóstico de su paciente. No obstante, ¿es eso tan asombroso? La mayoría de nosotros no nos damos cuenta de la magnitud de nuestra influencia sobre los demás, ni de la capacidad que tiene nuestro mundo interno de actitudes y creencias de afectar a los demás. Simplemente, eso no es parte de nuestra cultura.

Una vez, yo misma experimenté algo parecido como paciente. Como no había visitado a un médico en mucho tiempo, pedí una cita con el doctor Z., un reconocido especialista en el sindrome de Crohn, para saber si había habido nuevos adelantos en el estudio de la enfermedad. Le envié un resumen de cuarenta páginas con mi extensa historia clínica y luego hablamos por teléfono. Entre su apretado horario y el mío, no pudimos encontrar un tiempo para reunirnos antes de dos meses.

El doctor Z. tenía un consultorio bastante formal y tradicional: su oficina, tapizada de textos y revistas médicas, estaba dominada por un enorme escritorio. Se sentó detrás, vestido con su bata blanca, y me señaló uno de los asientos que había enfrente para que me sentara. Separados por una gran tabla de cedro, comenzó a preguntarme acerca de mi estado de salud actual. ¿Qué medicamentos estaba tomando? ¿Qué síntomas tenía? Sus preguntas eran ponderadas y cuidadosas, al igual que mis respuestas. Luego, inesperadamente, me hizo una pregunta en realidad maravillosa. "Cuénteme la historia de su enfermedad desde el comienzo", me dijo. En todo esos años, nadie me había hecho antes esa pregunta. "Es muy larga", le dije. "No importa", contestó.

Entonces comencé a contarle mi historia, que incluía años de tratamiento intensivo con drogas tóxicas, varias cirugías mayores y muchos sucesos dramáticos tales como entrar en coma después de una fuerte hemorragia al comienzo de mi enfermedad; desarrollar una espesa barba a los dieciseis años y tener que afeitarme todos los días, debido a la cortisona impura que era la única droga disponible para mi tratamiento; ensayar, durante mis años universitarios, nuevas drogas que modificaban tanto mi apariencia que cuando volvía a casa para las vacaciones mi padre no me reconocía hasta que no lo llamaba por su nombre; o perder tanta masa ósea durante los diez años de tratamiento con altas dosis de cortisona que una o dos veces tuve fracturas espontáneas en las circunstancias más corrientes.

Continué con mi relato, hasta hablar de una experiencia de regreso de la muerte, durante una cirugía, y de la pérdida de gran parte de mi visión, debido a la presencia de cataratas y glaucoma causados por los esteroides que estaba tomando. Nunca antes había contado todos estos sucesos al mismo tiempo y el efecto de hacerlo fue simplemente abrumador. También le hablé de la inexplicable disminución de los síntomas, de manera que mis problemas actuales no eran resultado de la enfermedad sino de algunos de los procedimientos y medicamentos que había recibido tiempo atrás, efectos tardíos que mis médicos jamás pensaron que llegaran a afectarme pues no esperaban que sobreviviera el tiempo suficiente para sufrirlos. "La enfermedad me tenía en sus manos", le dije, "pero luego me dejó ir".

Me tomó cerca de cuarenta y cinco minutos contarle todo esto, tiempo durante el cual el doctor Z. me escuchó con atención y sin interrumpirme. Cuando terminé, se inclinó hacia adelante y, con una voz muy amable, me preguntó si yo todavía era capaz de practicar la medicina, aunque fuera un poco. Bastante molesta por la pregunta, le recordé que yo tenía un horario tan ocupado como él, y entonces, visiblemente incómodo, cambió de tema.

Sin embargo, su pregunta había vuelto a despertar una profunda duda en mí. Muchos años atrás, otros médicos me habían pronosticado que a estas alturas yo ya estaría muerta, y respetando la autoridad de sus opiniones, había decidido no casarme ni tener hijos. Si este hombre, experto en el manejo de mi enfermedad, pensaba que en mi situación era imposible que yo fuera un miembro activo de la sociedad, ¿había alguna razón para no suponer que al día siguiente yo podría convertirme en una inválida? ¿O la semana siguiente? ¿Tenía mi vida, tal como yo la conocía, alguna seguridad? ¿Podía confiar en ella? El poder de un experto es muy grande y la manera en que un experto nos ve puede convertirse fácilmente en la manera como uno se ve a uno mismo.

En las semanas que siguieron a esta visita, comencé a preocuparme por problemas físicos con los cuales había vivido cómodamente durante años. Incluso cancelé algunas charlas que tenía programadas en otras ciudades, porque no me sentía segura al alejarme de los médicos que conocían mi caso. Finalmente, un amigo me preguntó por qué me veía tan preocupada. Con lágrimas en los ojos, le conté lo que había sucedido. "¿Podría yo también oír tu historia?", me preguntó, y entonces se la volví a contar. Al igual que el doctor Z., mi amigo escuchó con atención, sin interrumpirme, pero él escuchó una cosa muy distinta. Cuando terminé, se quedó mirándome durante un largo rato. "Por Dios, Rachel, yo no tenía idea de todo esto. ¡Tú eres una verdadera luchadora!", dijo, y me curó.

LUGAR DE ENCUENTRO

Los lugares donde verdaderamente nos encontramos y somos escuchados tienen mucha importancia para nosotros. Estar en ellos puede recordarnos de nuestra fuerza y nuestro valor en formas en las que muchos otros lugares por los que pasamos no lo hacen.

Mi socio en el consultorio, quien nunca en su vida había estado enfermo, murió súbitamente a los cincuenta y seis años de un ataque al corazón. Era un sanador consumado y un magnífico amigo, que dejó tanto a sus colegas como a sus pacientes a la deriva. Durante semanas, tuvimos que revisar cientos de papeles y remitir a otros médicos a las muchas personas que vinieron a saber qué había pasado, muchas veces llorando. Finalmente, todas las cosas quedaron en orden y nos hicimos a la idea de seguir viviendo sin Alejandro.

Pero entonces muchos pacientes comenzaron a venir. Durante casi un año, fueron muchas la veces en que abrí la puerta de mi consultorio y encontré a uno de los pacientes de Alejandro sentado en la sala de espera que compartíamos. Al comienzo, me preocupaba que no supieran de la muerte de Alejandro y que tuviera que contarles, pero todos sabían. Simplemente venían al lugar donde él los había escuchado, donde ellos habían tenido la oportunidad de ser objeto de su especial manera de ver y valorar a las personas, para sentarse aquí por un momento y, quizás, pensar en una decisión difícil que estaban enfrentando en ese momento. Muchos pacientes vinieron. Era muy, muy conmovedor. Esto me hacía enojar con Alejandro por haber atendido la vida de todo el mundo tan impecablemente, menos la suya.

Otro colega, director del departamento de medicina familiar de una importante escuela de medicina, me contó la siguiente historia acerca de uno de sus pacientes. Se trataba de una mujer muy pobre, que vivía en la calle. Él la veía un miércoles cada mes. Su manera de hablar era difícil de entender y sus ropas vivían sucias y andrajosas. Pero a este hombre profundamente amable y respetuoso no le importaba eso. Siempre la recibía con la misma cortesía con que atendía a todo el mundo, escuchaba los detalles de su azarosa vida y hacía lo que podía para aliviar sus problemas.

Después de verla por un tiempo, supo que ella a veces venía al hospital los días en que él no estaba ahí. Las enfermeras se sintieron muy intrigadas al principio, pues ella parecía saber, de alguna manera misteriosa, que ése no era el día en que le tocaba ver al médico. Después de hablar con ella, llegaron a la conclusión de que la mujer simplemente quería ir a su consultorio. Una vez allí, ella no entraba sino que se paraba en el umbral y, lenta y deliberadamente, movía su pie derecho hacia el interior de la habitación vacía y luego hacia afuera y así varias veces, hasta que parecía estar satisfecha y se marchaba.

Los lugares en que alguien nos mira y nos escucha son lugares sagrados. Ellos nos recuerdan nuestro valor como seres humanos. Nos dan la fuerza para seguir adelante y, a veces, pueden ayudarnos a transformar nuestro dolor en sabiduría.

LA SOMBRA SAGRADA

Hay una historia sufi sobre un hombre que era tan bueno que los ángeles le pidieron a Dios que le diera el don de los milagros. Sin embargo Dios, sabiamente, les dijo que le preguntaran primero si eso era lo que él quería.

Cuando los ángeles fueron a visitar a este buen hombre y le ofrecieron primero el don de curar con las manos, luego el de convertir la almas y, por último, el don de la virtud, el hombre los rechazó todos. Entonces los ángeles insistieron en que tenía que elegir un don o, de lo contrario, ellos elegirían por él. "Muy bien", repuso el hombre. "Pido que pueda hacer mucho bien sin siquiera saberlo".

Desconcertados, los ángeles consultaron unos con otros y resolvieron hacer lo siguiente: cada vez que la sombra del santo estuviera detrás de él, tendría el poder de curar las enfermedades, aliviar el dolor y confortar las penas. A medida que caminara, su sombra volvería fértiles los campos estériles, haría que las plantas florecieran, reviviría las quebradas resecas, pondría color en las mejillas de los niños pálidos y traería dicha a los hombres y a las mujeres infelices. El santo simplemente continuaría con su vida normal difundiendo virtud, de la misma manera en que las estrellas irradian luz y las flores despiden deliciosos aromas, sin darse cuenta de ello.

La gente, respetando su humildad, lo seguía en silencio sin hablarle nunca sobre sus milagros, y pronto todos llegaron hasta a olvidar su nombre y lo llamaban "la sombra sagrada".

Es reconfortante pensar que podemos ayudar a alguien de maneras que ni siquiera conocemos. Una de las personas que más me ha ayudado a sanar en la vida probablemente no tiene la menor idea de la influencia que tuvo sobre mí en un momento dado. De hecho, yo ni siquiera sé su nombre y estoy segura de que ella olvidó el mío hace mucho tiempo.

Cuando tenía veintinueve años, tuve que someterme a una operación mediante la cual quitaron gran parte de mi intestino grueso. A consecuencia de esto, comencé a vivir con una sonda permanente que tenía que cambiar periodicamente. Eso no fue nada fácil para una joven como yo. Aunque la operación me había devuelto la vida, la sonda y ese drástico cambio en mi cuerpo me hacían sentir irremediablemente distinta y aislada del mundo de la feminidad y la elegancia.

Al comienzo, antes de que yo misma pudiera cambiarme la sonda, una enfermera especializada venía regularmente a hacerlo. Vestida con su uniforme blanco, se colocaba un delantal, guantes y un tapabocas para realizar el procedimiento. Al terminar, se quitaba todo y se lavaba muy bien las manos. Este elaborado ritual contribuía a mi malestar y me hacía sentir más avergonzada de lo que ya estaba.

Un día la enfermera que vino a cambiarme la sonda era una mujer de mi edad y, como ya era de noche, ya no llevaba su uniforme blanco sino que estaba arreglada para salir, con un vestido de seda y tacones altos. De manera muy amistosa me preguntó si estaba lista para que me cambiaran la sonda y cuando respondí que sí, simplemente se lavó muy bien las manos, buscó la sonda nueva y me la cambió de la manera más natural, sin usar guantes. Recuerdo que me fijé en sus manos, suaves y con las uñas pintadas de un rosa pálido.

Dudo que ella se haya dado cuenta de lo que su naturalidad al tocarme representó para mí. En diez minutos, no sólo atendió mi cuerpo sino que curó mi dolor y me dio esperanza. No siempre lo más profesional es lo más curativo.

Recientemente se ha prestado mucha atención a los ángeles y mucha gente se ha dado cuenta de la posibilidad de tener pequeñas revelaciones en cualquier momento y de la manera más inesperada. Se han escrito libros acerca de los encuentros con estos mensajeros celestiales y sobre la ayuda y la curación que ellos son capaces de brindarnos. Lo que no se reconoce con tanta frecuencia es que no sólo los ángeles son capaces de llevar mensajes de curación y orientación; cualquiera de nosotros también puede hacerlo. Cada uno de nosotros es un mensajero para los demás. La diferencia entre los ángeles y nosotros es que con frecuencia nosotros llevamos esos mensajes sin saberlo... como la "sombra sagrada".

Al igual que a muchos otros terapeutas, con frecuencia me pasa que cuando estoy enfrentando una circunstancia personal difícil, ocurre algo muy peculiar: muchos de mis pacientes coincidencialmente comienzan a hablar de una situación semejante. Completamente ignorantes de la importancia que el asunto tiene para mí, analizan algún aspecto que les interesa, y a través de su análisis terminan arrojando luz sobre mi propio problema. A veces están pensando en una situación muy similar a la mía, y otras veces, mientras están hablando de otra cosa, simplemente mencionan una frase o un pensamiento que aclara de inmediato mi confusión y me libera.

Tengo muchos ejemplos de esta peculiar coincidencia, pero recuerdo uno especialmente. Ocurrió cuando yo acababa de descubrir que una amiga mía había usado algunas de mis teorías y ejercicios en un libro suyo, sin darme el debido crédito. Me sentía herida y traicionada hasta que mi tercer paciente del día entró y simplemente me dijo: "¿Sabe una cosa? Uno podría hacer mucho bien en este mundo si no se preocupara tanto por quién recibe el crédito". Desconcertada, le pregunté qué lo había hecho reflexionar sobre eso. "No lo sé", me dijo, "simplemente lo leí en la calcomanía de un automóvil que acabo de ver".

Tal vez el mundo sea una gran comunidad de sanación y todos seamos sanadores de todos. Tal vez todos somos ángeles... y no lo sabemos.

A veces el mensaje es menos directo. Hace veinticinco años me encontraba en una encrucijada entre dos paradigmas. Llevaba muchos años trabajando en la escuela de medicina, pero cada día me sentía más inquieta. Ultimamente había conocido muchas personas que provenían de disciplinas muy distintas de la medicina y tenían otra manera de hacer las cosas: antropólogos, psicólogos, artistas, mensajeros del mundo que estaba más allá de la medicina, estudiantes de disciplinas que hablaban del dolor y el sufrimiento. Cada día me sentía más cerca de la sanación total del individuo que de la curación puramente médica.

Esto ocurría en 1973, cuando no había lugar para este tipo de ideas en el trabajo o la enseñanza médica y, sin embargo, siendo yo misma una paciente, las reconocía y pensaba que esas ideas tenían mucho sentido. Comencé a preguntarme acerca de muchas cosas: ¿Lo que cada persona pensaba acerca de sí misma tenía algún efecto sobre su capacidad de recuperación? ¿Las personas podían tener un conocimiento intuitivo de la dirección de su propio proceso curativo? ¿Había algo más que pudiéramos hacer para ayudar a una persona a recuperarse, aparte de hacer el diagnóstico correcto y aplicar el tratamiento apropiado? ¿Era posible que nuestra relación con los pacientes afectara tanto el curso de su recuperación como las drogas que les formulábamos? Gradualmente comencé a preguntarme por algunas cosas que nadie a mi alrededor dudaba de que fueran ciertas. Con el tiempo, comencé a sentirme cada vez más lejos de los puntos de vista de mis colegas. Me sentía incapaz de reconciliar las dos posiciones y sentí temor.

Me sentía tan presionada que comencé a pensar si verdaderamente podría seguir desempeñando la posición que ocupaba en ese momento, aunque no tenía ningún otro lugar adonde irme. No sentía que perteneciera a ninguna parte y ya no estaba segura de quién era o en qué creía.

Uno de mis nuevos amigos me había regalado un libro de poesía — *El profeta*, de Jalil Gibrán —, el cual tenía varias ilustraciones hechas por el mismo poeta, entre ellas un dibujo de una mano que sostenía sobre la palma un delicado y compasivo ojo humano. Descubrí que ése era el símbolo hindú tradicional para representar a los sanadores. Según la creencia hindú, los centros de energía, llamados chakras, que hay en las palmas de nuestras manos conectan la mano y el corazón del sanador y transmiten la sabiduría y la energía necesarias para la curación. Esto estaba en total oposición con mi entrenamiento, el cual me había llevado a poner mi confianza en el intelecto, considerado como el instrumento de la curación. No obstante, esta antigua idea de ser capaces de "ver" con las manos me atrajo de manera especial y comencé a pensar mucho en ella. Me parecía familiar. Después de un tiempo, arranqué la página del libro y la puse en un marco. Como sentía que no era apropiado ponerla en la oficina de la facultad de medicina, la dejé en casa sobre mi escritorio.

La tensión continuó creciendo y, de repente, fui ascendida en la facultad. En medio de la lluvia de felicitaciones, me sentía cada vez más incómoda. Me parecía que tenía que tomar una decisión y elegir entre el camino para el cual me había preparado durante la mayor parte de mi vida — el camino del reconocimiento, la seguridad y la aceptación profesional — y otro camino, que percibía y entendía vagamente y que me conducía a lo desconocido. ¿Cómo es posible que estuviera pensando en esa posibilidad? Cientos de médicos habrían dado cualquier cosa por estar en mis zapatos, y yo quería aceptar el ascenso, pero algo me detenía. Decidí entonces aplazar la decisión.

En esa época vivía lejos de mi familia y sólo los visitaba unas pocas veces en el año. Decidí entonces ir a verlos y pasar con ellos mi cumpleaños número treinta y cinco. Aunque sabía que mi ascenso les daría una gran satisfacción — después de todo, había sido gracias a los sacrificios económicos de la familia que yo había llegado a la escuela de medicina —, no quería decírselos.

El día de mi cumpleaños di un paseo con mi madre, durante el cual hablamos de las cosas que recordaba de mi nacimiento. Fue muy emocionante para mí oír cosas de mi vida que no sabía y recuerdo que pensé que allí estaba la única persona que me conocía desde el principio y realmente sabía quién era yo.

Luego nos sentamos en una banca del parque y observamos a una niña que jugaba muy cerca de nosotras. La niña se estaba pintando pequeñas caritas en los dedos de la mano y hablaba con ellas como si fueran marionetas. Parecía ser un juego muy divertido. Después de observarla por unos instantes, mi madre se dirigió hacia mí y dijo: "Algunas cosas nunca cambian". "¿Por qué?", le pregunté. Entonces me contó que yo también solía pintarme las manos. "Solías hacer una cosa muy graciosa", me dijo. "Con la pluma fuente de tu padre, te pintabas ojos en las palmas de las manos. Luego levantabas las manos y te las ponías al lado de la cara y, cerrando los ojos, decías: 'Ahora puedo verte' y soltabas una carcajada. A veces no nos dejabas lavarte las manos durante varios días. Tenías alrededor de cuatro años. ¿No lo recuerdas?"

En el servicio de pediatría yo solía lavarme las manos al menos treinta o cuarenta veces al día. Tal vez con los años, fui borrando mis ojos. Dos semanas después me retiré de la escuela de medicina y comencé a buscar mis ojos perdidos.

DAR DARSHAN

Las personas que están muriendo tienen el poder de sanarnos de maneras inesperadas. Aunque hayan pasado muchos años, la mayor parte de la gente siempre recuerda lo que le dijo alguien que estaba muriendo y lleva con ella esas palabras a lo largo de toda su vida. Tal vez las personas que están muriendo nos dan a los demás una especie de *darshan*, de la misma manera que lo hacen los maestros espirituales.

La práctica del *darshan* es muy conmovedora. El gurú se sienta delante de sus discípulos y les arroja una lluvia de pequeños pedazos de dulce y frutas glaseadas, los cuales representan la sabiduría de su estado de iluminación. Los discípulos atrapan los pedazos y se los comen, asimilando de esta manera la dulzura de la sabiduría del gurú. El *darshan* que nosotros recibimos está entretejido en nuestra vida y se vuelve parte de lo que somos.

Con frecuencia llevamos las palabras y las impresiones

de una persona que está muriendo de la misma manera: entretejidas en nuestra vida, y convertidas en un elemento interno que nos impulsa a cambiar y nos ayuda a vivir mejor.

Esto es lo que representa para mí la muerte de una mujer de quien nunca me sentí muy cerca en vida. Era una persona franca y muy crítica, y yo me sentía un poco intimidada cuando estábamos juntas. Aunque admiraba su trabajo y nos movíamos en los mismos círculos, yo siempre había preferido guardar distancia. Incluso cuando supe que estaba enferma, decidí no llamarla personalmente, pero pensé mucho en ella y seguí su caso a través de amigos comunes. Nuestros caminos se habían acercado mucho en los últimos años, pero como yo no lo sabía, me sorprendió que su marido me llamara a decirme que María se estaba muriendo y quería verme. Sin saber por qué me había llamado, fui a verla.

La mujer que me dio la bienvenida a su habitación no era la misma que yo había conocido. Delgada y visiblemente enferma, su belleza era magnética. Con la gracia de una reina, me indicó que me sentara sobre su cama, cerca de ella. Recuerdo las cuatro horas que siguieron como uno de los momentos más íntimos, poderosos y curativos que he vivido. Hablamos de la enfermedad y el dolor, y ella me dijo con sencillez que ya no estaba sufriendo. Hablamos de la complejidad que siempre había caracterizado sus relaciones tanto familiares como de amistad; nos contamos chistes, tomamos agua aromática como si fuera vino y leímos la Biblia, el "Poema acróstico sobre la mujer perfecta", en Proverbios 31, algunos de cuyos versos todavía me acompañan: "Una mujer completa, ¿quién la encontrará? Es mucho más valiosa que las perlas. En ella confía el corazón de su marido, y no será sin provecho. Le produce el bien, no el mal, todos los días de su vida. Se busca lana y lino y lo trabaja con manos hacendosas. Es como nave de mercader que de lejos trae su provisión".

Parte de nuestra charla giró alrededor de lo poderoso que era el momento de la muerte en la vida de una persona. Ella se sentía liberada de limitaciones y dudas que había arrastrado durante toda su vida y le parecía que ahora podía acercarse a los demás de una manera que antes no le era posible. Se sentía agradecida por eso y por tener ahora una claridad de pensamiento que parecía liberarla de su tradicional actitud dura y crítica y le permitía ver la belleza que hay en cada persona. Se preguntaba por qué le había sido concedido ese don en ese momento y si debía usarlo de alguna manera particular. Le dije que si así fuera, pronto sabría cómo usarlo. Cuando llegó la hora de irme, sentí que no quería hacerlo, era como si me hubieran concedido una audiencia con un alto sacerdote. Pero se trataba sólo de María. Después de un momento, se quedó dormida y yo me fui.

Pocos días después, su marido llamó para decirme que María había entrado en coma y me preguntó si quería ir a despedirme. No había nadie más en la casa y se sentía una gran paz. Mientras subía las escaleras tuve la sensación de que nos rodeaba un silencio sagrado. María estaba en la cama y su respiración era casi imperceptible. Tomé su mano y me quedé allí durante un rato, pensando en nuestra última conversación. De repente, abrió los ojos. Su mirada era tan clara y sincera como la de un niño. Yo me sentí desnuda, como si ella pudiera ver todas mis pequeñas imperfecciones y defectos. Sin embargo, no me sentí incómoda ni vulnerable. Me miró durante un momento y luego sonrió y dijo: "Te quiero". Enseguida cerró los ojos.

Llevo siempre conmigo ese momento como una revelación. Su marido me dijo más tarde que muchas de las personas que fueron a verla después de entrar en coma tuvieron experiencias similares a la mía. Al mirar hacia atrás, creo que fue un momento de gran intimidad, cuyo poder no se puede describir con facilidad. Pienso en esta experiencia como en una especie de "hipótesis de nulidad". Éste es un principio que sólo se aplica a las leyes universales, es decir, fuerzas que operan en todo tiempo y circunstancia, según el cual el hecho de encontrar una sola situación en la que determinada ley no se cumpla, invalida la ley.

Hay leyes de nuestro mundo interno que tienen tanto poder sobre nosotros como la gravedad; creencias que tenemos sobre nosotros mismos y sobre la vida en general, que sentimos que son ciertas en todo tiempo y circunstancia. El sentimiento de que valemos muy poco es una de esas leyes internas, pero un solo momento de amor incondicional puede cuestionar ese sentimiento e invalidarlo.

Tal vez esos últimos momentos conmigo y con otras personas también fueron un momento de curación para María. Después de muchos años de debatirse entre la ira y la duda, las palabras de la Biblia se hicieron realidad para ella: "Siente que va bien su trabajo, no se apaga por la noche su lámpara".

VIII
Conocer a Dios

Cada persona nace con un incontaminado toque de gracia, libre de expectativas y remordimientos, libre de ambiciones y vergüenzas, libre de temores y preocupaciones, un lugar donde Dios nos tocó por primera vez. De este toque de gracia emana la paz. Los psicólogos lo llaman la psique, los teólogos, el alma; Jung lo llama el asiento del inconsciente; los maestros hindúes lo llaman el Atman, los budistas, el dharma; Rilke lo llama el adentro, los sufís, Qualb, y Jesucristo, el centro de nuestro amor.

Conocer este lugar interior es saber quiénes somos, pero no a través de las señales superficiales de la identidad, no a través del lugar donde trabajamos o la ropa que usamos o la forma como nos gusta que se dirijan a nosotros, sino a través del acto de sentir cuál es nuestro lugar en relación con el infinito y de habitarlo. Ésta es una tarea difícil que dura toda la vida, porque la naturaleza de llegar a ser es la filmación constante del lugar donde comenzamos, mientras que la naturaleza de ser es la erosión constante de lo que no es esencial. Todos vivimos en medio de esta tensión permanente, perdiendo nuestro brillo sólo para ser usados nuevamente por esa incorruptible fuente de gracia que hay en nuestro corazón.

MARK NEPO

Los shamanes le atribuyen la enfermedad a la pérdida del alma, a la pérdida de la consciencia de lo sagrado que tenemos en nuestro interior y que nos rodea. La experiencia sagrada es subjetiva e, incluso, intuitiva. Al crecer en esta cultura mucha gente ha desarrollado y cultivado una noción más rígida de lo real. Pocos de nosotros podemos hablar de las cosas que no podemos tocar o expresar a través de números, independientemente de lo común que sea una experiencia. Y la experiencia de Dios es muy común. Dios está en las cosas corrientes, en los detalles diminutos. Cuando nos fijamos bien, toda la vida es sagrada. Quizás lo más real son aquellas cosas que no podemos expresar de ninguna manera y que sólo sabemos.

La experiencia de las realidades inconmensurables es mucho más importante de lo que podemos imaginar. Las cosas que no podemos medir pueden ser las que, en última instancia, sostienen nuestra vida. Gran parte de la investigación médica reciente sugiere que el aislamiento nos vuelve vulnerables a la enfermedad y que las relaciones estimulan la supervivencia. La ciencia médica ha demostrado que nuestro simple interés por los demás nos sostiene y nos hace capaces de sobrevivir mejor incluso a retos físicos como un cáncer. La comunidad, estar en compañía, es curativa. Sin embargo, cuando se trata de la relación curativa, ¿quién dice que la comunión no es tan importante como la comunidad?

El diagnóstico de una enfermedad mortal nos arroja de cabeza dentro del mundo subjetivo. Personas que han buscado la curación en todas partes con frecuencia tienen miedo de mirar dentro de sí mismas, temerosas de encontrar, allá en el fondo, a alguien insignificante o despreciable. Sin embargo, rara vez sucede eso. El alma es un derecho de nacimiento; en el fondo, todo el mundo es hermoso. A menudo es el descubrimiento del "lugar de gracia" lo que precede el comienzo de nuestra curación más profunda.

Y ¿QUÉ PASA SI DIOS PARPADEA?

Cuando estaba pequeña, todavía se hablaba de Dios en los colegios. Recuerdo una vez en la cual la directora del jardín, una fundamentalista, nos dio una aterradora charla a todos los niños. Nos leyó un pasaje de la Biblia y nos dijo que era importante que nos arrodilláramos y rezáramos tres veces al día, porque necesitábamos recordarle a Dios que estábamos ahí. Pensándolo retrospectivamente, es posible que la directora no lo haya dicho de esa manera, pero eso fue lo que yo entendí. Rezábamos porque teníamos que hacer que Dios nos mirara. Si Dios desviaba su mirada de nosotros, nos decía, nos marchitaríamos y moriríamos como una hoja seca. En esta parte, estoy segura, ella nos enseñó una inmensa hoja seca y marchita.

Incluso a los cinco años, me parecía que Dios debía tener muchas otras cosas en la mente aparte de mí. Y durante los momentos en los cuales yo no estaba rezando, Él podía parpadear y, entonces, ¿qué pasaría conmigo? Recuerdo el terror que sentí. ¿Qué pasa si Dios parpadea? Me obsesioné tanto con esta pregunta, tenía tanto miedo, que dejé de dormir por las noches.

Mis padres eran una pareja de socialistas que creían que la religión era "el opio del pueblo", y mi abuelo, que era rabino, era mi único vínculo con una realidad mucho más grande que el bienestar social y la lucha de clases. Cuando estaba pequeña, en realidad creía que Dios era amigo de mi abuelo, al igual que los hombres que solían venir a nuestra casa a fumar y a jugar cartas con mi padre en la cocina.

Como éstos eran temores que no podía discutir con mis padres, tuve que esperar hasta que mi abuelo viniera de visita. Probablemente sólo pasaron unos pocos días, pero recuerdo la ansiedad de la espera. No creo que se pueda sentir una angustia y una soledad semejantes en la edad adulta; hay que ser muy joven para eso.

Cuando finalmente tuve oportunidad de estar a solas con mi abuelo, le conté lo que había ocurrido. Temblando, le hice la temida pregunta: "¿Qué pasa si Dios parpadea?", y luego, dejándome llevar por el terror, me recosté en su hombro y comencé a llorar. Mi abuelo me acarició la cabeza para consolarme, pero, a pesar de su gentileza, se veía preocupado, incluso, molesto.

Con su tranquilidad de siempre, mi abuelo respondió mi pregunta con otras preguntas: "Nashume-le", dijo (a propósito, durante años pensé que la manera como me llamaba mi abuelo significaba "pequeña Naomi", pero en realidad significa "pequeña alma"), "si te despiertas por la noche en tu habitación, ¿sabes si tu mamá y tu papá han salido y te han dejado sola en casa?" Todavía llorando, hice un gesto afirmativo. "¿Cómo lo sabrías?", preguntó. "¿Podrías verlos y saber dónde están?" Le contesté que no. "¿Podrías oírlos?" "No". "¿Podrías tocarlos?"

En ese momento ya había dejado de llorar y recuerdo que me sentía muy intrigada por sus preguntas porque me parecía obvio que yo simplemente *sabría* que no estaba sola en casa. Se lo dije, y él asintió, satisfecho. "¡Muy bien! ¡muy bien! Así mismo Dios sabe que tú estás aquí. Él no necesita verte para saber que estás aquí; Él sólo lo *sabe*. De la misma manera que tú sabes que Él está allá. Tú simplemente *sabes* que Él está aquí y que no estás sola en casa".

La presencia de Dios en la casa es una experiencia interna que nunca cambia. Es una relación que está allí todo el tiempo, incluso cuando no le estamos prestando atención. Tal vez el Infinito nos tenga abrazados de la misma manera en que la Tierra lo hace. Como sucede con la fuerza de gravedad, si alguna vez se detuviera, nos daríamos cuenta enseguida. Pero nunca se detiene.

Este saber interno es una manera de orientarme, un punto de referencia que nunca falla. Su efecto sobre mi vida es tan fuerte y profundo como la influencia que tiene la fuerza de gravedad sobre mi cuerpo. Más que cualquier otra cosa, ha sido ese sentimiento de no estar sola en casa lo que me ha permitido acompañar a muchas personas en sus encuentros con el dolor, la enfermedad y, a veces, con la muerte.

CONECTARSE

Tal vez la sabiduría no reside en la lucha constante por traer lo sagrado a la vida diaria sino en el reconocimiento de que es posible que no exista tal cosa como la vida diaria, que la vida representa un compromiso y una totalidad y que, a pesar de las apariencias, siempre estamos pisando terrenos sagrados. En medio de la vida diaria, los rituales pueden ser una manera de recordar esto.

Una paciente, una mujer joven que recién se recuperaba de una cirugía, me contó la siguiente historia sobre una ocasión en que tuvo que preparar la cena de celebración de la Pascua para su novio, un judío ortodoxo, y cuarenta personas más. Una de las creencias básicas del judaísmo es que la casa es un campo sagrado, un lugar para la ceremonia religiosa y el ritual. Muchos de estos rituales tienen que ver con la comida y van desde la simple costumbre de lavarse las manos y bendecir el pan y el vino del Sabbath, hasta la inmensa complejidad de la cena de Pascua. Mi paciente era de familia judía, pero se había formado en un hogar en el cual no se seguían las tradiciones religiosas, y por eso nunca antes había participado en la preparación de la cena de Pascua. Su novio, en cambio, había celebrado esta fiesta desde la infancia y le había ayudado a su madre a hacer todos los preparativos año tras año. Como se los sabía de memoria, se los enseñó.

El precepto judío prohíbe comer al tiempo alimentos lácteos y alimentos que contengan carne. A mi paciente le sorprendió descubrir que una cocina judía tradicional tiene cuatro conjuntos completos de platos, ollas, cubiertos utensilios de cocina: uno que se usa diariamente para los alimentos que contienen leche, y otro de uso diario para los que contienen carne. (Estos platos nunca se mezclan y, de hecho, su novio tenía dos máquinas de lavar y dos lavaplatos distintos en la cocina.) Y otros dos, uno para la leche y otro para la carne, que se usan solamente en la Pascua. De acuerdo con la tradición, en la Pascua se deben guardar los platos y los utensilios de uso diario, cada conjunto por separado y con llave, y sacar los platos de fiesta para preparar la cena de Pascua. Es una tarea enorme.

Todos estos preparativos casi acaban con mi paciente. "Rachel", decía, "tú nunca has visto tantos platos, ollas, cuchillos y tenedores. Me parecía que todo eso no tenía mucho sentido, pero era muy importante para Daniel y yo tenía pavor de cometer un error y arruinar su celebración. Sin embargo, pasó una cosa realmente extraña. Cuando estábamos en medio del ajetreo de los preparativos, en un momento yo estaba sola en la cocina y llevaba una pila de platos de uso diario para la leche. Estaba buscando desesperadamente dónde guardarlos, porque todas las estanterías ya estaban llenas, y recuerdo que pensé: '¿Dónde los voy a poner, si ya no hay espacio?' De repente tuve la vívida sensación de no estar sola sino rodeada por las miles mujeres que alguna vez se habían hecho esta misma pregunta. Había muchísimas; algunas jóvenes, otras viejas; algunas estaban en campamentos, otras en ciudades. Vi mujeres que sostenían una pila de platos de cerámica, madera o lata, vestidas con trajes medievales, con pieles, con telas toscas y con ropas que nunca había visto. Entre ellas estaban mis propias abuelas, quienes habían vivido y muerto en Varsovia, antes de que yo naciera.

"En ese instante supe que, mientras la raza humana continuara existiendo, siempre habría mujeres vestidas de maneras que ni siquiera podía imaginar, con un pila de platos hechos de materiales aún desconocidos, que estarían en medio de sus cocinas enfrentando este mismo problema. Había mujeres que, incluso, aún no habían nacido. En un segundo, mientras estaba sola en la cocina de Daniel, tuve la compañía de mujeres que habían vivido desde hace más de cinco mil años. Y también en ese mismo momento había miles de mujeres, en todas partes del mundo, que se hacían en todos los idiomas la misma pregunta: ¿Dónde pongo estos platos?' Yo, entre ellas.

"Casi dejo caer los platos de la sorpresa. Y es difícil expresarlo en palabras, pero esto fue más que una simple idea, fue como una visión. Supe que era un hilo de un enorme tapiz tejido por mujeres en el nombre de Dios desde el comienzo de los tiempos. Y aunque es posible que pienses que eso me hizo sentir diminuta, no fue así. Era un solo hilo, pero era *parte de algo*, una cosa que nunca antes había sentido. Durante unos instantes, tuve un atisbo de algo más grande, no solamente de quién soy sino a Quién pertenezco. Esta visión sólo duró un segundo, pero la recuerdo con claridad. Siento que ella cambió mi vida.

El judaísmo entiende la comida como una manifestación visible del convenio entre el hombre y Dios. Hay maneras especiales de preparar la comida, y platos especiales en los cuales se comen alimentos específicos; bendiciones especiales para la comida y la preparación de los alimentos. En la vida de una mujer que prepara los alimentos de esta manera y que mantiene la cocina judía con toda su complejidad ritual, Dios puede volverse casi tan tangible como la estufa.

ORACIÓN

Hace poco, a uno de mis pacientes el médico que lo está tratando a causa de su cáncer le dijo que ya no había nada más que hacer para luchar contra la enfermedad. "Creo que lo mejor es que empiece a rezar", le dijo. Para este médico, la oración se había convertido en una especie de último recurso, algo que les ofrecía a sus pacientes cuando agotaba todos los medios de que disponía para ayudarlos, cuando ya no había más tratamientos posibles. Dios se había convertido en la última persona a quien le refería sus pacientes.

Pero la oración no es una manera de conseguir lo que queremos que suceda, como el control remoto del televisor. Creo que la oración puede tener menos que ver con pedir las cosas que queremos, que con renunciar de alguna manera a nuestros apegos. Ella nos puede llevar más allá del miedo, que es un apego, y también más allá de la esperanza, que es otra forma de apego. Nos puede ayudar a recordar la naturaleza del mundo y de la vida, pero no a nivel intelectual sino de una manera profunda y vívida. Cuando rezamos, no cambiamos el mundo, nos cambiamos a nosotros mismos. Cambiamos nuestra consciencia. Pasamos de una consciencia individual, aislada y eficaz a una conexión profunda con la realidad más grande posible. Y así la pregunta "¿Cómo te recuperaste?" se vuelve más una pregunta acerca de un misterio que de una estrategia eficaz. Un tipo muy distinto de pregunta.

En el fondo, la oración es una declaración de causalidad. Recurrir a la oración es liberarnos de la arrogancia y la vulnerabilidad de una causalidad individual y aislada. Cuando oramos, dejamos de tratar de controlar la vida y recordamos que le pertenecemos a ella. Es una oportunidad para experimentar la humildad y reconocer la gracia.

A veces las plegarias más poderosas son también las más sencillas. En una ocasión, cuando estaba en una mesa de operaciones esperando a que me aplicaran la anestesia, uno de los cirujanos tomó mi mano y me preguntó si quería unirme a la plegaria que él y su equipo rezaban antes de comenzar la cirugía. Sorprendida, dije que sí. Entonces el médico reunió a su equipo alrededor de la mesa de operaciones, y luego de un minuto de silencio, dijo: "Que Dios nos ayude a hacer aquí lo que sea más apropiado".

Esta oración indígena tradicional parece una manera muy sencilla de renunciar a la causalidad última. A través de ella, ya no estábamos solos en una sala de cirugía equipada con la más avanzada tecnología. El consuelo que el médico me ofreció fue muy auténtico; sentí cómo mis temores ante el resultado se evaporaban y recibí la anestesia mientras me aferraba a esas palabras, en medio de una profunda sensación de paz. Como todas las plegarias auténticas, esa oración es una poderosa manera de abrazar la vida, de encontrar refugio en el resultado, cualquiera que sea, y de recordar que es posible que haya razones detrás de las razones.

La oración es pasar de la maestría al misterio. Yo solía rezar por mis pacientes; ahora también rezo por mí. Cuando rezo, a veces pido compasión, pero más a menudo pido que sea inofensiva, la gran cualidad espiritual contenida en el juramento hipocrático. Como ser humano, sé que nunca podré esperar tener la suficiente perspectiva para saber si cualquiera de mis acciones será, en última instancia, dañina o curativa. Sin embargo, espero poder servir un propósito sagrado sin saberlo. Por eso a veces, antes de ver a un paciente, ofrezco una pequeña plegaria silenciosa: entender el sufrimiento es algo que está más allá de mí; entender la curación también; pero en este momento estoy aquí, úsame.

NUESTRA MADRE EVA

Cuando estaba pequeña, mi abuelo solía contarme historias. Muchas de estas historias versaban sobre mujeres que habían vivido hacía mucho tiempo, mujeres heróicas que habían aprendido cosas importantes por medio de sus errores. Estaban, por ejemplo, Sara, la esposa de Abraham; Raquel, la esposa de Jacob; y Ester, que había sido una reina. Sólo después de que mi abuelo murió, supe que estas historias formaban parte del Génesis, contado por un rabino ortodoxo y académico, de barba blanca, a su devota nieta, que era, a su vez, hija de dos socialistas agnósticos.

Lo que mi abuelo me contó acerca de nuestra madre Eva y la serpiente es en realidad una historia acerca de la importancia de la vida interior.

Al comienzo de la historia, nuestra madre Eva es una niña pequeña que vive de una manera muy semejante a como yo vivía cuando niña. Dios es su Padre, y, como todos los padres, Él provee alimentos y abrigo y todas las cosas necesarias para vivir. Eva, a cambio, obedece Sus órdenes, de la misma manera como se esperaba que yo le obedeciera a mi propio padre.

La vida se desarrolla en el jardín sin muchos cambios día tras día, y Eva tiene pocas exigencias. Todos los animales y plantas viven allí junto con ella, incluido un árbol de gran belleza que se levanta en el centro del jardín, llamado el Árbol de la Ciencia del Bien y del Mal. Dios le ha impartido a Eva instrucciones muy claras acerca de este árbol: puede comerse los frutos de todos los otros árboles, pero los frutos de éste están prohibidos. Al principio ella acepta esta condición sin hacer preguntas, aunque el propósito mismo de la vida es crecer en sabiduría. A medida que el tiempo pasa, el jardín no cambia pero Eva sí. Comienza a crecer, a convertirse en una adolescente. Un día, cuando Eva pasa al lado del árbol más hermoso, una serpiente enrollada en una de sus ramas le dice: "He aquí una de las manzanas de este árbol. ¿Por qué no te la comes?"

En este punto, mi abuelo siempre me explicaba que la serpiente no era en realidad una serpiente sino un símbolo que representa la ambición de los seres humanos por la sabiduría, el poder seductor de lo desconocido y la infinita fascinación de los hombres con lo misterioso. La serpiente es la primera maestra, y ella se dirige a la parte de Eva que ya no es una niña sino una aventurera.

Eva recuerda lo que Dios, su Padre, ha dicho: el fruto de este árbol está prohibido. Pero Eva es una adolescente; como la mayoría de las personas de su edad, necesita descubrir las cosas por sí misma. Siente el magnetismo de la manzana y, atraída hacia ella, la toma y le da un mordisco.

Las cosas que comemos se vuelven parte de cada una de nuestras células y quedan entretejidas en la tela misma de nuestro ser. "Esta manzana no es diferente de cualquier otro alimento", decía mi abuelo. Cuando Eva se la come, la sabiduría de Dios se vuelve parte de su vida interior, una sabiduría sagrada que lleva consigo interiormente y no algo exterior con lo cual ella habla. Ahora Eva lleva la voz de Dios dentro de cada una de sus células, como una pequeña brújula. Y como sus descendientes, nosotros también la llevamos.

Comerse la manzana hizo posible que se diera un cambio enorme en el estilo de vida de nuestra madre Eva. Ya no necesitaba vivir en la casa de Dios, bajo su cuidado, para estar segura. Podía salir de ese ambiente protegido porque llevaba a Dios con ella. Podía oírlo si estaba dispuesta a prestar atención. Cuando se comió la manzana, Eva se convirtió en una adulta y ganó la libertad de un adulto para entrar en un mundo de complejidad, aventura, responsabilidad y cambio. La libertad de tener su propia vida y hacer sus propias elecciones.

Como a la mayoría de los niños, me preocupaban los aspectos literales de la historia. "¿Por qué le dijo primero Dios a nuestra madre Eva que no debía comerse la manzana si eso no era cierto?", preguntaba. (Una de las mejores cosas de mi abuelo era que no cambiaba su respuesta a una pregunta sólo porque quien preguntaba era muy joven.) Y entonces mi abuelo me respondía como si yo fuera una estudiosa de la Cábala. "Nashume-le", decía, "ésta es una pregunta muy difícil, que requiere mucha reflexión. La Biblia está llena de imágenes de Dios: Dios como un padre autoritario, Dios como un amante, Dios enojado, Dios celoso, Dios sincero, Dios amoroso. En un lugar Dios está caminando sobre la tierra y en el otro, Su aliento sopla sobre las aguas... e incluso en otro, es una columna de fuego. Pero Dios no es ninguna de estas cosas; todas ellas son imágenes de Dios en la mente de los hombres. Para conocer a Dios puede ser necesario que pongamos en duda todas estas cosas".

El Dios interior parecía exigir una especie de atención interior diaria y constante, en lugar de la simple obediencia. Sentí pena por nuestra madre Eva; eso me parecía mucho más difícil que la obediencia.

La complejidad del mundo real nos exige luchar para poder escuchar lo Sagrado y desarrollar una responsabilidad personal para tener una buena vida. Exige que estemos despiertos. Mi abuelo me presentó a Eva como una persona adulta y no como una pecadora. Pasaron muchos años antes de que conociera la versión oficial de esta historia.

Tal vez haya algo para nosotros ahora en la versión de esta historia que me contó mi abuelo. Tenemos muchas expectativas sobre el trabajo de nuestros expertos y nuestras autoridades, nuestros médicos, nuestros políticos, nuestros técnicos y nuestros maestros, incluso sobre el trabajo de nuestros rabinos, sacerdotes y ministros. Les hemos ofrecido obediencia a ellos a cambio de la esperanza de que ellos se hagan responsables de brindarnos una buena vida. Es hora de encontrar nuestro toque de gracia interior.

EL RABINO DEL RABINO

Cuando trabajaba en pediatría, tuve como paciente a una niña de doce años con enfermedad de Hodgkin, que había venido al hospital donde yo estaba a recibir radioterapia. Su padre, un rabino ortodoxo, era un hombre muy tradicional que obedecía rigurosamente los múltiples rituales y preceptos de la religión judía. Para los judíos ortodoxos, el día más sagrado del año es Yom Kippur, el día de la expiación por los pecados cometidos. Ese día, entre otras cosas, no se debe manejar dinero, no se usan cosas hechas con la piel de los animales, ni siquiera los zapatos de cuero, y no se viaja en automóvil ni se utiliza la electricidad por ningún motivo. El octavo día de tratamiento de Ada coincidió con Yom Kippur. El hospital estaba demasiado lejos de su casa para que Ada pudiera venir caminando, y su padre vino a verme para tratar de encontrar una solución. Me explicó la importancia de guardar cuidadosamente la fiesta de Yom Kippur y propuso que su hija faltara ese día a la sesión de radioterapia.

"No", le dije, "mantener la regularidad del tratamiento es fundamental para la recuperación de Ada". Molesto, el rabino me dijo que no la esperara porque no vendría; las leyes de Dios están por encima de cualquier ley humana. Aterrada, le respondí: "¿Me está usted diciendo que la ley de Dios es más importante que el tratamiento de su hija? ¿Qué clase de Dios haría una exigencia como ésa?" Visiblemente ofendido, me recordó la historia de Abraham y su hijo Isaac, pero no logró convencerme. Salió de mi oficina diciendo que consultaría el asunto con su superior, el rabino de la ciudad, quien, a su vez, dirigía el grupo de judíos ortodoxos. Me sentí desconsolada.

Sin embargo, el día de Yom Kippur Ada estaba sentada, puntual como siempre, en la sala de espera del servicio de oncología. La acompañaban su madre y su padre. "Rabino, me sorprende verlo aquí. ¿Qué le dijo el rabino de la ciudad?", pregunté. Con humildad, el padre de Ada me contó que le había escrito a su superior una carta en la cual le explicaba la situación, y éste, el Gran Maestro, lo había llamado enseguida. Le había dicho que pidiera un taxi para que llevara a Ada a su tratamiento el día de Yom Kippur y que la acompañara al hospital.

Cuando él protestó ante la idea de viajar en automóvil en Yom Kippur, el rabino insistió en que acompañara a su hija. "¿Por qué?", le pregunté. En un tono suave, me dijo que su maestro había insistido en que él acompañara a Ada para que ella supiera que incluso el hombre más piadoso y correcto que conocía, su padre, podía viajar en automóvil el día más sagrado del año con el objeto de preservar la vida. Dijo que era importante que Ada no se sintiera separada de Dios por romper la regla; este sentimiento podría interponerse en su curación.

SANTUARIO

Mi gato de dieciocho años, Aníbal, tiene muchos escondites. Cuando está en uno de ellos, sufre una transformación. Ya no está al acecho, evaluando siempre el ambiente a través de sus posibles amenazas, sino relajado y en paz.

Estos lugares son múltiples y variados. Algunos son santuarios típicos de los felinos — debajo de la cama, detrás de las cortinas o en el armario — y otros son específicos de la casa que compartimos: el rincón debajo de la escalera o el espacio que queda entre el televisor y la pared. Pero uno de estos lugares está a plena vista, sobre la alfombra del salón. Cuando Aníbal está allí, atrae hacia él la misma inviolabilidad de todos sus otros escondites. No importa que los hijos de los vecinos, el muchacho de la tienda cercana o, incluso, el veterinario, también estén allí. A la vista de todos, Aníbal está tranquilo y relajado; es él mismo. Parece estar tan seguro allí que, al verlo, uno piensa que está solo.

Recuerdo que una vez leí, en un libro sobre España, algo muy interesante acerca de las corridas de toros. Hay un lugar en la plaza en el cual el toro se siente seguro. Si logra llegar a ese lugar, deja de correr y puede reunir de nuevo sus fuerzas; deja de temer. Desde el punto de vista de su oponente, el torero, se vuelve peligroso. Este lugar es distinto para cada toro y es labor del torero ser consciente de ello y descubrir cuál es el santuario de cada toro para asegurarse de que el animal no ocupe ese lugar de totalidad.

En el toreo, este lugar recibe el nombre de "querencia". En el caso de los seres humanos, la "querencia" es un lugar de nuestro mundo interior. Con frecuencia es un lugar que nos resulta familiar pero que sólo notamos en un momento de crisis. A veces es un punto de vista, una posición desde la cual dirigimos la vida, y es diferente para cada persona. Otras veces es, simplemente, un lugar de profundo silencio interior.

Una de las meditaciones que practico con pacientes de cáncer comienza con la sugerencia: "Busque un lugar seguro". Un hombre a quien acababan de diagnosticarle cáncer de colon me dijo una vez lo siguiente:

"Yo nunca podía hacer bien el ejercicio porque, para comenzar, no podía encontrar un lugar seguro. Busqué por todas partes; me imaginaba que estaba en mi casa, que estaba pescando, que estaba en la oficina, que estaba en la cabecera de la mesa de reuniones de mi negocio, pero nada servía. En medio de esta búsqueda, me di cuenta de que ella me resultaba familiar; llevaba toda mi vida buscando lo mismo. Comencé a desesperarme; al final, pensé que era un niño pequeño y mi madre me tenía entre sus brazos.

"Esto último por fin funcionó. Lentamente comencé a sentirme más relajado, más tranquilo interiormente y, cuando finalmente me sentí seguro, supe de repente que los brazos que me rodeaban no eran los de mi madre sino los míos. Mi lugar seguro está dentro de mí; no afuera, donde lo había buscado toda la vida, entre miles de escondites y triunfos. Está en mi interior; ésa es la razón por la cual nunca lo había encontrado".

A través del trabajo con pacientes de cáncer, he visto muchas veces el cambio que se opera en una persona cuando encuentra su "querencia". A la vista del torero, permanece calmada y en paz, sabia, ha reunido sus fuerzas. El silencio interior es más seguro que cualquier escondite.

Tal vez ésta es la razón por la cual me atrae tanto el silencio que reina en el bosque que está cerca de mi casa. Con frecuencia me levanto temprano por la mañana y me visto apresuradamente para llegar al bosque antes de que los autobuses de turismo lleguen cargados de personas que vienen de todas partes del mundo a admirar la majestad de la naturaleza. A las ocho de la mañana, los árboles inmensos se elevan hacia las alturas en medio de un silencio tan absoluto que hasta la parte más profunda de nuestro ser se relaja. Es un silencio antiguo; el abuelo de los silencios. Me parece que el silencio es aun más maravilloso que los árboles.

Algunas mañanas no oigo la alarma del reloj y me despierto cuando ya han llegado los primeros autobuses; sin embargo, de todas maneras voy. A esta hora, ya hay cientos de personas en el bosque; personas que expresan su asombro y llaman a sus hijos en francés, alemán, japonés, sueco, ruso y muchas otras lenguas que no conozco; y niños gritando en la lengua universal de la infancia. Pero el silencio permanece imperturbable; es tan inmune a estos sonidos pasajeros como los árboles mismos.

A medida que envejezco, me siento agradecida al descubrir que un silencio ha comenzado a formarse dentro de mí, al lado de mis enojos y mis temores, indiferente a mis dichas o mi dolor. Un santuario, conectado con el silencio de todas partes.

LA CONSAGRACIÓN DE LO ORDINARIO

Se dice que a Santa Teresa de Ávila le costó trabajo al comienzo de su vida religiosa reconciliar la inmensidad de la vida del espíritu con las tareas mundanas que tenía que desempeñar en el convento: lavar ollas, barrer pisos, doblar la ropa limpia. Sin embargo, llegó un momento en el cual lo mundano se convirtió para ella en una especie de oración, una manera a través de la cual podía experimentar su permanente conexión con el plan divino del cual proviene la vida. Comenzó, entonces, a ver el rostro de Dios en las sábanas limpias.

Las personas pueden reconocer el misterio con más facilidad cuando éste se presenta de una manera espectacular: un enfermo que se cura por razones desconocidas cuando ya había perdido la esperanza, una visión angélica, una coincidencia que cambia toda una vida. Parece que escuchamos mejor a Dios cuando grita; incluso Moisés necesitó de una zarza ardiente, y los discípulos de Jesús tuvieron que verlo alimentar a una multitud con un solo pescado. No obstante, el misterio es tan común como una visita al supermercado. En *Guía para los perplejos (Guide for the Perplexed)*, E. F. Schumacher analiza cómo el interminable debate acerca de la naturaleza del mundo está fundado en las diferentes sensibilidades de quienes lo observan: "Sólo vemos lo que hemos aprendido a ver". Algunos sólo vemos milagros; otros sólo pueden ver en tiempos de crisis. Sin embargo, todos podemos aprender a ver a Dios en las sábanas limpias.

Poco después de mudarme a California, hice una huerta en el jardín. Nunca antes había visto hortalizas frescas en un sitio distinto del supermercado y el primer año esta pequeña huerta fue un lugar absolutamente fascinante para mí. Sentía especial atracción por la lechuga, cuyas semillas había sembrado muy juntas en un metro cuadrado, del cual arrancaba cada noche una lechuga para la ensalada. Una noche, cuando salí como siempre a cosechar una lechuga, y estiré mi mano hacia el enjambre de frescas hojas que parecían brotar en segundos de la tierra, recordé de repente palabras de mi infancia. Eran palabras que había oído innumerables veces mientras estaba sentada a la mesa de tías y tíos, y las cuales sabía de memoria, pero que escuchaba ahora por primera vez:

"Bendito tú, Dios, Rey del Universo, por hacer surgir el pan de la Tierra".

Lejos de sonar como el murmullo sin sentido de siempre, de repente estas palabras contenían una poderosa descripción de algo real, eran una declaración acerca de la gracia y el misterio de la vida. Hasta ese momento, había entendido esa bendición como una teoría o una hipótesis, la idea que alguien tenía acerca de la manera como funcionaban las cosas. No sabía que esas palabras, que me eran tan familiares, eran la descripción de una cosa verdadera. Nunca antes las había visto suceder realmente en el mundo.

Hasta ese momento, había seguido los rituales de la misma manera como había vivido: automáticamente. La vida se puede volver un hábito, algo que hacemos sin pensar. Vivir de esa manera no nos despierta. Sin embargo, cualquiera de nuestros hábitos diarios puede despertarnos. Toda la vida se puede convertir en un ritual. Cuando eso sucede, nuestra experiencia de la vida cambia radicalmente y lo ordinario se vuelve sagrado. Los rituales no hacen que sucedan milagros; nos ayudan a ver y sentir cosas que ya son reales. No crean lo sagrado, sólo describen lo que está allí y que siempre ha estado allí, cuidadosamente escondido entre lo obvio.

IX
Misterio y reverencia

En una esquina del apartamento de primer piso donde mi tío Francisco vivía y tenía su consultorio, había un viejo armario de madera. Cuando estaba muy pequeña solía jugar allí los sábados por la mañana, mientras esperaba a mi padre, quien trabajaba con mi tío como operador de la máquina de rayos X. Un día, movida más por el aburrimiento que por la curiosidad, forcé la puerta del armario, cuyas bisagras estaban oxidadas. Adentro había un esqueleto humano, colgado de un gancho.

Me puse muy contenta. Después de examinarlo durante un rato y admirar la belleza y suavidad de sus formas y de los ganchos de cobre que unían con precisión todas las partes, descubrí que si me subía en una silla, podía descolgar el esqueleto del gancho y sacarlo del armario, pues no era muy pesado. Durante mucho tiempo, el esqueleto se convirtió en mi compañero de juegos, el invitado a interminables meriendas y el confidente de mis secretos. Pensando retrospectivamente, me doy cuenta de lo extraña que debía verse esa escena, pero en ese momento no parecía rara en absoluto, ni me producía miedo.

Alrededor de esa misma época, comencé a sufrir de repetidas pesadillas y terrores nocturnos que tenían como personaje central al elevador mecánico del edificio donde vivíamos. El elevador mecánico era un elemento corriente en los edificios de apartamentos en los años cuarenta y consistía en una caja de madera instalada en un hueco central, que subía y bajaba operada manualmente por un sistema de poleas, y servía para subir los víveres desde el primer piso hasta los pisos más altos, o para bajar la basura desde los pisos altos hasta el sótano. La mayoría de las veces, cuando uno abría la puerta el elevador estaba en otro piso del edificio, y entonces mi madre metía los brazos en el hueco oscuro hasta encontrar las cuerdas y comenzaba a halarlas hasta que la caja de madera aparecía.

El vacío oscuro del hueco del elevador me aterrorizaba y durante mucho tiempo soñé con él casi todas las noches. Estaba segura de que la oscuridad estaba viva y de que una noche iba a salir de su escondite y vendría a buscarme. Sólo podía dormir si había una luz encendida. Los terrores nocturnos continuaron hasta que instalaron un elevador eléctrico en el edificio y el hueco del elevador mecánico fue sellado. Estos temores eran parte fundamental de mi vida en esa época. Solía hablarle sobre ellos al esqueleto durante nuestras charlas. Incluso entonces, me sentía mucho más cómoda con lo conocido que con lo desconocido.

Como médica, me entrenaron para enfrentar la incertidumbre con la misma agresividad con que enfrentábamos la enfermedad. Lo desconocido era el enemigo. Desde ese punto de vista, tener una pregunta representa una urgencia, significa que hay algo fuera de control y que necesitamos conocerlo tan rápida, eficaz y económicamente como sea posible. Pero la muerte me ha llevado hasta el límite de la certeza, hasta el territorio de las preguntas.

Después de pasar muchos años canjeando el misterio por el conocimiento, fue difícil e incluso atemorizante dejar de ofrecerme siempre explicaciones razonables sobre las cosas que observaba o que los demás me decían, y comenzar, simplemente, a tomar las cosas tal como son. "No sé" había sido durante mucho tiempo una declaración vergonzosa, el reconocimiento del fracaso personal y profesional. Durante todo mi entrenamiento médico no recuerdo haber oído a nadie decir estas palabras en voz alta ni siquiera una vez.

Pero a medida que oía las historias de muchas personas que sufren de una enfermedad mortal, no saber se convirtió simplemente en un asunto de integridad. Las cosas sucedían y las explicaciones que me daba a mí misma eran cada vez más vacías, como la voz de un niño en la oscuridad. La verdad es que con mucha frecuencia yo no sabía y no tenía ninguna explicación y, finalmente, abrumada por el peso de las miles de ocasiones en que vi manifestaciones de lo misterioso — que es una parte tan importante de la enfermedad y la curación — me di por vencida. Fue un momento de despertar.

Por primera vez sentí curiosidad por las cosas que antes no había querido ver, fui más receptiva a las inconsistencias que había explicado con vagas razones o que simplemente había pasado por alto, y me sentí deseosa de hacerle preguntas a la gente y de pedirle que me contara historias que en otra época habría despreciado. Lo que descubrí, en última instancia, es que la vida que tanto había defendido como médica por ser algo precioso también era sagrada.

Ya no siento que la vida sea una cosa ordinaria. La vida de todos los días está llena de misterios. Las cosas que sabemos son sólo una pequeña parte de lo que no sabemos y sólo podemos intuir. Sin embargo, incluso el más pequeño de los atisbos es capaz de sostenernos.

El misterio parece tener el poder de consolar, ofrecer esperanza y proveer sentido en tiempos de pérdida y dolor. De maneras sorprendentes, lo misterioso nos da fuerza en esos momentos. Antes solía tratar de darles seguridad a las personas en momentos de total incertidumbre; ahora sólo les ofrezco mi compañía y comparto con ellas mi sentido del misterio, de lo posible y del asombro. Después de trabajar durante veinte años con pacientes de cáncer, creo que lo mejor no es dudar o aceptar lo improbable sino permanecer abiertos y esperar.

Acepto que tal vez nunca sepa dónde reside la verdad en esos asuntos. Las preguntas más importantes no parecen tener respuestas listas; pero las preguntas mismas tienen poder curativo cuando las compartimos. Una respuesta es una invitación a dejar de pensar acerca de algo, a dejar de preguntarnos por algo. Pero la vida no tienen esas estaciones, la vida es un proceso en el cual cada evento está conectado con el evento inmediatamente anterior. Una pregunta sin respuesta es una buena compañía para el camino porque nos mantiene alerta.

Durante mi primer año en la escuela de medicina fui elegida al azar para ser la fotógrafa de la clase y me dieron una cámara para tomar las fotografías que aparecerían en el libro anual de la facultad. Tomé fotografías durante cuatro años. Al comienzo me sentí abrumada por la responsabilidad, la obligación de llevar esa pesada cámara conmigo a todas partes y de observar las cosas con cuidado. Pero con el tiempo la cámara me hizo ver mi entorno de una manera más clara, me hizo tomar consciencia de la belleza que me rodeaba en lugares inesperados; me dio nuevos ojos. Una buena pregunta es como esa cámara.

En algunos cuentos de hadas hay una palabra mágica

que tiene el poder de deshacer el hechizo que ha mantenido preso al protagonista y liberarlo. Cuando estaba pequeña, esperaba ansiosamente el momento en el cual el príncipe o la princesa encontraban la fórmula y decían las palabras mágicas que los devolverían a la vida. Generalmente esas palabras eran algo sin sentido como: "Sin salabín". Ahora mis palabras mágicas son: "No sé".

LA PREGUNTA

Durante los últimos diez años de su vida, el padre de Tomás padeció la enfermedad de Alzheimer. A pesar de los cuidados y la devoción de su esposa, se fue deteriorando hasta convertirse en una especie de vegetal ambulante. Era incapaz de hablar, no podía alimentarse ni vestirse por sí mismo, y necesitaba que lo cuidaran como a un niño pequeño. A medida que Tomás y su hermano crecieron, comenzaron a quedarse con su padre durante una pocas horas, mientras su madre se encargaba de las tareas de la casa. Un domingo, mientras ella estaba haciendo compras, los muchachos — en ese entonces de quince y diecisiete años — estaban mirando un partido de fútbol en televisión y el padre estaba sentado en una silla cerca de ellos. De repente, el padre se fue hacia adelante y se cayó al piso. Los muchachos se dieron cuenta enseguida de que se trataba de algo grave. El padre tenía un color grisáceo y su respiración era irregular y difícil. Asustado, el hermano de Tomás le dijo que llamaran una ambulancia. Pero antes de que Tomás pudiera responder, una voz que no había oído en diez años, una voz que apenas podía recordar, lo interrumpió: "No llames una ambulancia, hijo. Dile a tu madre que la amo. Dile que estoy bien". Luego el padre murió.

Tomás, hoy en día convertido en cardiólogo, miró a su alrededor, al grupo de médicos hipnotizados por su relato, y continuó calmadamente: "Como mi padre murió en casa e inesperadamente, tuvimos que hacerle autopsia. Su cerebro estaba casi totalmente destruido por la enfermedad. Durante muchos años me he preguntado a mí mismo quién habló ese día. Nunca he encontrado ningún atisbo de respuesta en los libros de medicina. No estoy más cerca de saberlo ahora que lo que estaba en esa época, pero el hecho de llevar siempre esa pregunta conmigo me recuerda algo importante, algo que no quiero olvidar. Muchas cosas de la vida nunca se pueden explicar, sólo podemos presenciarlas".

¿CUÁL ES EL SONIDO DE UN APLAUSO?

"Todo lo que pasa en este mundo, niños, sucede por dos razones: la razón buena y la real". La señora Mullins, mi profesora de cuarto elemental, era una señora muy mordaz y muchos de sus comentarios eran tan cínicos como éste. Con frecuencia sus alumnos éramos muy pequeños para entenderlos, y preocupada por la posibilidad de perderme algo importante, anoté algunos de ellos. Veinte años después encontré éste en un cuaderno, escrito con mi caligrafía infantil. Yo era entonces una joven médica, bastante cínica también, y me reí de la manera como mi profesora había definido la naturaleza tortuosa del mundo, pero asumí que una de esas dos razones era falsa. Ahora, casi cincuenta años después, sospecho que las dos son ciertas.

En el corazón de cada historia reside el Misterio. Las razones que les atribuimos a los sucesos pueden ser muy distintas de sus causas verdaderas. Con frecuencia nuestra primera interpretación de las cosas es bastante diferente de la última lectura que hacemos de ellas. El misterio es un proceso, al igual que nuestra comprensión de él.

La capacidad de buscar y encontrar el significado en la vida consiste, más que en cualquier otra cosa, en la capacidad de aferrarnos a las paradojas y mantener una disonancia cognoscitiva abierta a todas las posibilidades. El mundo objetivo y el subjetivo están uno sobre el otro. Con frecuencia la causalidad espiritual y la causalidad inmediata son diferentes, pero ocupan el mismo espacio. Por eso, la verdad puede ser más una conjunción de posibilidades que una disyuntiva entre dos alternativas distintas. De manera que quizás la señora Mullins era más sabia de lo que ella misma se daba cuenta. Para todo lo que sucede en este mundo hay dos razones: la razón buena y la razón real.

Pensemos en la práctica Zen de los *koan*, las preguntas o problemas que se plantean los maestros Zen entre sí o que les plantean a sus discípulos. Un *koan* es un dilema, un misterio que la mente racional no puede resolver. A través de la demostración de la ineficacia de las estrategias que normalmente utilizamos para encontrar respuestas, conocer y entender las cosas, el *koan* hace que comencemos desde cero. La clave para resolver un *koan* es que se produzca un cambio interno en el discípulo, el cual le permitirá acceder a una nueva comprensión de la pregunta misma.

Al presentarle un *koan*, el maestro involucra al discípulo con el misterio de una manera muy personal. El discípulo llega a conocer íntimamente la pregunta, y a veces lucha contra ella durante largo tiempo. Al principio, quienes se inician en la práctica del Zen reaccionan ante el misterio de una manera semejante a como lo hacemos todos: con frustración, con rabioso orgullo, con la sensación de que están siendo víctimas de una injusticia, con autoconmiseración, incluso con rabia hacia el maestro. Pero nada de esto funciona. Al agotar todas estas reacciones, podemos comenzar a descubrir otras maneras de entender la pregunta y estas maneras, a su vez, empiezan a cambiarnos. Cuando llevamos nuestra manera habitual de pensar hasta un camino sin salida, hasta una especie de oscuridad provechosa, podemos entrar, sin darnos cuenta, en el fértil terreno del no-saber, llamado en Zen "la mente del aprendiz".

El misterio se puede hacer presente de maneras muy comunes; sin embargo, no siempre he sabido esto. Cuando comencé a trabajar como terapeuta, tuve como paciente a una mujer muy especial. Artista muy talentosa y escultora, había sido alcohólica. Muchos años antes, cuando había tocado fondo, le habían quitado a sus cuatro hijos y los habían enviado donde su madre para que los educara. Con el tiempo, entró en tratamiento y haciendo gala de una enorme fuerza de voluntad, comenzó una recuperación duradera y construyó una vida productiva de servicio. Ahora, cuando tenía algo más de cincuenta años, desempeñaba una posición de gran responsabilidad en su trabajo y tenía un encantador apartamento de su propiedad.

Después de varios meses de sesiones, parecía estar a punto de comenzar a vivir de una manera más abierta y yo sentí que eso podría representar un profundo alivio para ella. En esa época, unos amigos míos estaban trabajando en una práctica espiritual para abrir el corazón. Los llamé y les pedí que me enseñaran la "meditación del corazón", la cual les había ayudado tanto a ellos. Durante una de sus visitas siguientes, le enseñé a mi paciente la meditación y la hice con ella paso a paso. Nos tomó toda la sesión, pero sentí que había valido la pena. Luego le recordé la importancia de hacer la meditación todos los días y ella dijo que así lo haría.

Una semana después no parecía haber ningún cambio. Le pregunté si estaba haciendo la meditación; avergonzada, me contestó que sólo la había hecho una vez. De manera que dedicamos el resto de la sesión a recordar nuevamente la meditación del corazón. A la siguiente semana, mi paciente llegó angustiada y deprimida. Le pregunté nuevamente por la meditación, y sencillamente me dijo que no la había hecho. Un poco molesta, dijo que realmente no estaba muy interesada en hacerla y que había otro asunto que la preocupaba. Prefería hablar de eso ahora y no de la meditación.

Con voz temblorosa me dijo que hacía varias semanas que había una rata en su apartamento. Ella sentía que eso era un signo de descuido, incluso de suciedad, y la perturbaba que una cosa así pudiera invadir la belleza del espacio que con tanto trabajo había creado para sí misma. A pesar de la evidente importancia de este asunto para ella y de su posible significado simbólico, yo me sentí frustrada. En esa época sabía muy poco sobre la elegancia de lo espiritual y sobre las muchas maneras en que se puede manifestar. Hablar sobre el corazón era mucho más importante para mí y pensé que esa rata se interponía en mi camino. Resignada, le dije que me contara más.

Se fue alterando a medida que hablaba. Como se sintió físicamente incapaz de instalar una trampa para cazar a la rata, le pidió a su hijo que viniera a hacerle ese favor. Así lo hizo el muchacho, pero no sirvió de nada: la rata siguió viniendo cada noche. Sus compañeros de trabajo también trataron de ayudarla: una mujer incluso le trajo parte del cebo que había usado cuando los ratones invadieron su garaje tiempo atrás. Pero eso tampoco dio resultado. Finalmente, le pidió al supervisor del edificio que revisara su apartamento; éste pasó toda la mañana revisando los posibles lugares por los que la rata podía entrar, pero eso tampoco funcionó, la rata seguía viniendo. Al llegar a este punto, mi paciente casi estaba llorando; no obstante, yo estaba tan impaciente que apenas lo noté.

"Pero, ¿qué has hecho *tú* al respecto?", le pregunté. Resultó que aparte de poner los alimentos fuera del alcance de la rata, ella no había hecho mucho más para solucionar el problema. Prestándole por fin toda mi atención, me impresionó la cantidad de personas que se habían involucrado en este asunto. De una manera poco cortés se lo hice notar: "Creo que se trata de tu rata", le dije. "Y probablemente no se va a ir hasta que tú no hagas algo personalmente para deshacerte de ella". Tan pronto dije estas palabras, lo lamenté. Había sido un comentario agresivo y enjuiciador.

Durante una semana me sentí muy mal; había sido antipática y egoísta. Sin embargo, ella llegó radiante a la siguiente cita. Entusiasmada, le pregunté si había hecho la meditación, pero ella había olvidado ese asunto por completo, aunque sí habían sucedido muchas cosas entretanto. Me contó que al salir de mi consultorio la vez anterior, se sentía tan herida y furiosa que pensó que no regresaría. Estuvo enojada durante varios días, pero luego comenzó a preguntarse si no habría algo de razón en lo que yo le había dicho. De manera que fue al mercado y preguntó si había algún tipo de trampa que no lastimara a la rata. Terminó comprando un instrumento llamado — ¡increíble! — una "trampa con corazón", pero no logró armarla... Sencillamente las trampas no eran su especialidad. Esto la hizo sentirse totalmente abrumada. "Soy demasiado *débil de corazón*", me dijo. Por último, se le ocurrió que si en verdad se trataba de su rata, ¿porqué no podía manejarla a su manera? Entonces fue al sitio donde guardan a los animales callejeros, compró un gato que nadie había reclamado y lo trajo a casa. Desde entonces no había visto a la rata.

Sus ojos se llenaron de lágrimas. No tenía una mascota desde los cuatro años, cuando su padre había llevado a casa un cachorrito. Ella lo adoraba; su madre le dijo que lo podía conservar si se ocupaba personalmente de cuidarlo. Pero cuatro años es muy poco para una tarea como ésa, y a pesar de que lo había intentado, el cachorro fue demasiado para ella. Su madre tenía un carácter muy fuerte, especialmente cuando estaba bebiendo, y un día en que el cachorro no dejaba de ladrar y gemir, y ella no logró calmarlo, su madre, furiosa, lo ahogó en el baño.

Quedé paralizada. Con voz suave, ella me dijo que siempre había pensado que eso había pasado por su culpa, por no querer suficientemente al cachorrito. Pero el gato que tenía ahora en casa estaba bien, estaba creciendo, y todos los días, al llegar del trabajo, venía a saludarla y a refregarse contra sus piernas. Finalmente, el llanto la venció. "Realmente está creciendo", me dijo. "Quizás mi amor sí es suficiente ahora".

Hay muchas maneras de mirar esta historia, pero, sin duda, no es una historia acerca de ratas. La elegancia con la cual la vida le ofrece a una mujer que nunca ha confiado en su amor una oportunidad de experimentar su poder es asombrosa. También me gusta pensar que ésta es una historia acerca de la causalidad última. Mi sentido de la oportunidad estaba correcto... pero me equivoqué al no buscar en los sucesos de la vida de mi paciente las maneras en que su curación ya avanzaba, y, en cambio, pensar que era yo la que necesitaba abrir su corazón. Es posible que no siempre reconozcamos las maneras en que la curación comienza en nuestra vida. El inicio de una totalidad mayor puede verse de maneras tan distintas como la oportunidad de conocer nuevos hombres, una rata en un apartamento inmaculado, una idea extraña que simplemente no se nos va de la cabeza, o una experiencia que lleva hasta sus límites nuestro sentido de lo común y corriente. La colaboración con este proceso puede exigir respeto por el misterio que reside en el corazón de todo crecimiento.

La solución de un *koan* requiere cierta confianza en el misterio, tener fe en que una respuesta llegará a su debido tiempo. La comprensión a menudo exige que nos refugiemos en la quietud interior, que nos alejemos de la frustración y nos acerquemos a una espera atenta, que adoptemos una actitud abierta a la comprensión y acompañada de la voluntad de continuar, aun sin haber entendido, hasta que estemos listos para recibir la respuesta. Cuando la respuesta y quien la busca se han acercado suficientemente, la respuesta parece surgir por sí misma. La solución a un *koan* usualmente es obvia; ha estado frente a nosotros todo el tiempo, pero nunca antes la habíamos visto. Una vez hemos tenido un vislumbre de ella, es difícil creer que antes veíamos las cosas de otra manera, y, de hecho, nunca más volvemos a verlas así. Nuestros ojos cambian por la manera en que nos encontramos con lo desconocido.

Como la buena ciencia, la solución de un *koan* requiere tener confianza en el plan más grande que subyace al suceso que la mente no entiende, y la comprensión que se obtiene a través de él con frecuencia viene acompañada de un profundo reconocimiento de la elegancia del plan, la inteligencia de la naturaleza de las cosas. Surge así un sentido de asombro; el reconocimiento del misterio que nos ha frustrado; la sensación de pertenecer a eso.

Muchos de los problemas que la Vida nos plantea parecen no tener solución, al igual que los *koanes* que el maestro Zen le plantea a su discípulo. Sin embargo, el significado y la sabiduría surgen de las historias de la Vida, tal como surge la repuesta a los *koanes*. Esperar ese significado es casi como esperar un nacimiento. Después de que vivimos o escuchamos una historia, quedamos fecundados por su significado. A veces esta espera toma semanas, y otras veces puede llegar a tomar años. Con el paso del tiempo, a menudo damos nacimiento a muchos significados, cada uno más profundo que el anterior. La mayor parte de las mejores historias que he vivido o escuchado son así.

Sin duda, el sufrimiento y la enfermedad son *koanes*. La vida misma puede ser un *koan*. Quienes son capaces de enfrentar la vida de la misma manera en que un estudiante de Zen enfrenta un *koan*, serán transportados a lo largo de una trayectoria espiritual por sucesos que reducen a otros a la amargura y la derrota. No sólo su cuerpo físico sino la calidad de su alma puede cambiar en el encuentro.

A LA VUELTA DE LA ESQUINA

Cuando nací me bautizaron Rachel, con el nombre de la madre de mi madre. Pero durante los primeros cincuenta años de mi vida, todo el mundo me llamó por mi segundo nombre, Naomi. Hace unos años — cuando yo tenía cerca de cuarenta y cinco, y mi madre, casi ochenta y cinco — mi madre decidió someterse a una cirugía de corazón. La operación fue muy difícil y sólo parcialmente exitosa. Durante varios días, estuvo en la unidad de cuidado intensivo de uno de los hospitales más importantes de la ciudad, con otras dos docenas de personas que se habían sometido a la misma operación. La primera semana estuvo inconsciente, al borde de la muerte y conectada a un respirador. Me impresionaba la magnitud de esta operación y la capacidad del cuerpo para soportarla, incluso a una edad avanzada.

Cuando finalmente recuperó el conocimiento, estaba totalmente desorientada, y con frecuencia no sabía quién era yo, su única hija. Las enfermeras trataban de consolarme; este tipo de reacción era muy común, me decían, se conoce como "psicosis del cuidado intensivo" y les sucede con frecuencia a las personas mayores en medio de este ambiente de pitos constantes, máquinas y luz artificial, en el cual no encuentran ningún objeto familiar. No obstante, yo estaba preocupada pues mi madre no sólo no me conocía, sino que tenía alucinaciones y veía cosas que caminaban por la cama y agua que le rodaba por la espalda.

Aunque no parecía saber mi nombre, mi madre me hablaba bastante y durante largos ratos, la mayor parte del tiempo acerca del pasado y de su propia madre, mi abuela, quien había muerto antes de que yo naciera y era considerada como una santa por todas las personas que la habían conocido. Hablaba sobre los numerosos actos de bondad que mi abuela había hecho a lo largo de su vida, sin siquiera darse cuenta. "Che-sed", decía mi madre, utilizando una palabra hebrea que significa, más o menos, 'amorosa bondad'. Hablaba sobre el abrigo que les había ofrecido a los que no tenían hogar, sobre el ánimo y el apoyo económico que les había brindado a muchas personas, con frecuencia desconocidas, para que pudieran realizar sus sueños. Hablaba sobre la humildad de su madre y su enorme capacidad para aprender, y sobre la pobreza y las dificultades de la vida en Rusia, las cuales recordaba de su época de infancia. Recordaba los innumerables odios e insultos que su familia había soportado y a los cuales muchos otros habían reaccionado con rabia, pero que su madre había recibido con compasión.

Los días fueron pasando y el estado físico de mi madre fue mejorando paulatinamente, aunque su lucidez mental continuaba afectada. Las enfermeras comenzaron a corregirla cada vez que las confundía con una persona de su pasado, y le aclaraban que las aves que sentía volar y cantar en la habitación no eran reales. De la misma manera, me animaron a que yo también empezara a corregirla pues ésa era la única forma, decían, como podría volver a la realidad.

Recuerdo en especial una visita, poco antes de que mi madre saliera de la unidad de cuidado intensivo. Al llegar la saludé y le pregunté si sabía quién era yo. "Sí", me dijo de manera cálida. "Tú eres mi hija adorada". Contenta, me dispuse a sentarme en la única silla que había en la habitación, pero ella me detuvo. "No te sientes ahí". Desconcertada, miré la silla nuevamente: "Pero, ¿por qué no?" "Por que ahí está sentada Rachel", me dijo. Volví a mirar a mi madre; era obvio que ella veía con claridad algo que yo no podía ver.

A pesar de la mirada de extrañeza de la enfermera que estaba supervisando el goteo del suero al que estaba conectada mi madre, salí hasta la sala de espera y traje otra silla para sentarme en ella. Mi madre me miró y miró la silla vacía que estaba junto a mí con inmensa ternura. Llamándome por mi primer nombre por primera vez, me presentó a su visitante: "Rachel", dijo, "ésta es Rachel".

Mi madre comenzó a contarle a su madre acerca de mi infancia y lo orgullosa que se sentía por la persona en que me había convertido. Su percepción de la presencia de Rachel era tan convincente que me sorprendí a mí misma preguntándome por qué no podía verla. Era una situación bastante desconcertante y conmovedora. Por momentos ella parecía escuchar lo que su madre decía y luego me contaba qué había dicho mi abuela sobre el asunto. Hablaron de personas que yo nunca había conocido: mi bisabuelo David y sus hermanos, que eran muy buen mozos y buenos jinetes. "Eran unos diablos", decía mi madre, riendo y mirando la silla vacía. Luego le explicó a su madre por qué me había puesto su nombre, con la esperanza de que tuviera un corazón tan bondadoso como ella, y se disculpó por el hecho de que mi padre siempre hubiera insistido en llamarme por mi segundo nombre, el cual provenía de su familia.

Agotada por la conversación, mi madre apoyó la cabeza sobre la almohada y cerró los ojos por un momento. Cuando los abrió de nuevo, sonrió y nos miró a mí y a la silla vacía. "Me alegra tanto que las dos estén aquí", dijo. "Una de ustedes me llevará a casa". Luego cerró los ojos otra vez y se quedó dormida. Fue mi abuela quien la llevó a casa.

Esta experiencia, aunque fue muy difícil en su momento, pareció darle mucha alegría a mi madre y es algo en lo que he pensado muchas veces desde que murió. Yo he sobrevivido a muchos años de una enfermedad crónica y limitaciones físicas. Fui una de las pocas mujeres que estudiaron medicina en los años cincuenta, y una de las pocas que entraron a la facultad de Stanford en los sesenta. Era una experta en el manejo de limitaciones y retos de varios tipos, pero no había triunfado a través de la "bondad amorosa". Después de un tiempo me di cuenta de que, a pesar de mis éxitos, tal vez había perdido algo importante en el camino. Cuando cumplí cincuenta años, comencé a pedirles a mis amigos que me llamaran Rachel, mi nombre real.

RECORDAR LO SAGRADO

En respuesta a una invitación a recordar un momento durante la práctica de la medicina que pudiera considerarse una experiencia sagrada, una curtida pediatra, directora de la unidad de neonatos de un importante hospital, le relató lo siguiente a un grupo de colegas. Después de semanas de lucha, su paciente, un niño prematuro, estaba muriendo a pesar de todos los esfuerzos que el equipo de la unidad de cuidado intensivo le estaba prodigando. El niño no viviría mucho más y era hora de que sus padres se despidieran de él. Apesadumbrada, llamó al padre del niño y le pidió que se reunieran en el hospital. La madre, agotada por las semanas de incertidumbre, no estaba bien y por eso el padre vendría solo.

Cuando colgó el teléfono, tomó consciencia del constante ruido de pitos y máquinas de la unidad y sintió la necesidad de ir a un lugar tranquilo a organizar sus pensamientos, mientras esperaba la llegada del padre de su pequeño paciente. Se dirigió entonces a la capilla, el único lugar tranquilo del hospital, para estar sola durante unos minutos y encontrar las palabras para decirle a este joven padre que su hijo no viviría.

Quince minutos después, mientras se dirigía a la sala de espera, se sorprendió pensando que quizás debería intentar darle a este bebé cierta droga. El pensamiento la desconcertó pues esa droga no era lo que se acostumbraba suministrar en estos casos, y movió la cabeza en signo de desaprobación. Pero la idea no se fue con facilidad de su mente. Luego revisó el caso del niño con su padre, y le aseguró que ya se había hecho todo lo que se podía hacer y que lo mejor era que fueran juntos a la unidad a despedirse del niño. Cuando vio la expresión de tristeza en el rostro de ese hombre, se sorprendió nuevamente pensando: "Después de todo, ¿por qué no tratar?" Entonces le dijo al padre que quizás había una cosa más que se podría intentar, una droga que no se utilizaba normalmente en estos casos, pero que ella pensaba que se podría usar ahora. Si él la autorizaba, ella lo intentaría. El padre le dio permiso enseguida y se dirigieron juntos a la unidad.

El niño se veía muy mal. Como le parecía incómodo pedirle a una enfermera que le administrara al niño una droga tan inusual, ella misma preparó la inyección y se la puso. Luego ella y el padre se quedaron observando al frágil niño, uno a cada lado de la incubadora. No hubo ningún cambio. Con la intención de dejar al padre solo con su hijo por última vez, se retiró a terminar un trabajo. Pocas horas después volvió a pasar por la unidad y vio que el padre aún estaba allí. Se acercó a la incubadora y notó que el bebé estaba más tranquilo y que su respiración era normal. Asombrada, levantó la cabeza y su ojos se cruzaron con los del padre. Se miraron por un rato largo, sin decir nada. Ése fue el momento que esta médica eligió para hablarnos acerca de un "momento sagrado". Recientemente la pareja había ido a visitarla con su hijo, quien ahora tiene doce años.

El grupo de médicos se quedó pensando en esta historia durante un momento. Luego la pediatra comenzó a describir la manera como había manejado este insólito hecho en esa época. Siendo una mujer muy ordenada y pragmática, este asunto la había perturbado bastante. Había tratado de encontrar una explicación para después poderlo olvidar. Poco a poco se convenció de que había oído o leído sobre una investigación preliminar en la que se mencionaba el uso de dicha droga en casos como el de su paciente y ésa era la razón por la cual se le había ocurrido hacer eso en ese momento. No podía recordar la revista o la reunión donde había aprendido ese dato, pero cada vez se sintió más segura de que así había sido. Esta explicación le permitió olvidar todo el asunto.

Cerca de dos años después, leyó sobre un estudio acerca de prematuros con problemas respiratorios a los cuales se les había suministrado esa misma droga y que se habían recuperado. ¡El misterio estaba resuelto! Feliz, llamó a los investigadores para preguntarles dónde habían publicado antes un informe preliminar de su estudio. Pero quedó atónita al saber que ésta era la primera vez que se divulgaba ese estudio; sencillamente era demasiado novedoso para hablar de él antes de tener resultados finales. Entonces ella les dijo que había tenido un caso igual.

Pensando en voz alta sobre su reacción, nos dijo que se había aferrado a una explicación que le hubiera permitido conservar el cómodo y familiar sentido de la manera como el mundo funciona. Ya había rechazado una vez el don del asombro, de manera que le había sido concedido otra vez.

Otro médico, especialista en cuidados paliativos, nos habló de una experiencia con un hombre joven que estaba muriendo de sida en el hospital. Tanto el paciente como su familia eran hoscos, reservados y hostiles, a pesar de sus esfuerzos por establecer una relación con ellos. Al final, renunciando a la idea de trabajar con ellos, se había concentrado simplemente en brindarle al paciente el mejor cuidado técnico disponible.

Un día a la madrugada, las enfermeras lo llamaron a informarle que el hombre había muerto y le pidieron que viniera a firmar el certificado de defunción. Como al día siguiente tenía que estar muy temprano en el consultorio, se vistió rápidamente y se dirigió al hospital. Mientras iba conduciendo por las calles oscuras, levantó espontáneamente la vista hacia el magnífico cielo nocturno, y fue como si lo viera por primera vez. La oscuridad parecía un vacío silencioso y sagrado que no tenía comienzo ni fin. En medio de la inmensidad, las estrellas colgaban del cielo como innumerables puntos de pura luz. Nunca antes había visto la noche de esa manera, y se sintió lleno de admiración, paz y gratitud. Su intelecto había tratado de desechar esta sensación como postiza y lo había instado a apresurarse para alcanzar a terminar este asunto y estar de pie muy temprano al día siguiente. Sin embargo, había detenido su automóvil, se había bajado y dejado que esa sensación de reverencia lo recorriera totalmente. Cerca de quince minutos después esta sensación había cedido, y él había vuelto a subir a su automóvil y conducido hasta el hospital bajo un cielo que se veía más o menos como siempre. La experiencia había sido breve pero poderosa y sorprendentemente importante para él, aunque no podía decir por qué.

En conjunto, el grupo de médicos pensó en lo que esta experiencia habría podido significar. Se escucharon varias interpretaciones, pero la que finalmente zanjó la conversación fue una según la cual tal vez el paciente, al pasar por el firmamento, habría podido encontrar una manera de compartir directamente con su médico su actual perspectiva, a manera de disculpa y también de regalo de despedida. Como dijo uno de los médicos: "Quizás en el momento de la muerte hay un llamado a la totalidad... y esa totalidad puede pasar muy cerca de nosotros".

MISTERIO

Iba retardada para la que sería mi última visita a mi madre. Debatiéndome entre el tránsito de la hora pico y cansada después de un largo día de trabajo, me detuve a comprarle unas flores. Eran las siete de la noche y en la floristería ya no quedaban lirios morados, las flores preferidas de mi madre, y prácticamente casi nada. En un gesto de amabilidad, la florista me ofreció un ramo de botones de lirio, asegurándome que abrirían en unas pocas horas. Acepté la oferta y esperé, irritada e impaciente, a que las envolviera en papel de seda verde. Era un ramo muy extraño. Luego salí corriendo.

Con las flores en la mano, atravesé las pesadas puertas del pabellón del hospital. Una enfermera me estaba esperando allí. "Lo siento mucho", me dijo. Mi madre había muerto hacía un rato. Aturdida, me condujeron hasta la habitación. Ella reposaba sobre la cama, como si estuviera dormida. Sus manos aún estaban calientes. La enfermera me preguntó si quería que llamara a alguna persona, y entonces le di los números telefónicos de algunos de mis amigos más antiguos y me senté a esperar. Había una gran paz y quietud en la habitación. Luego mis amigos comenzaron a llegar.

Cuatro días después me encontraba muy lejos de allí, haciendo los arreglos para el funeral de mi madre. Era una primavera excesivamente caliente y la ciudad de Nueva York estaba en una de sus peores épocas, húmeda e insoportable. El director del funeral era una persona sensible y gentil. Con amabilidad me mostró todos los preparativos, asegurándome que cada detalle estaba de acuerdo con los deseos de mi madre, los cuales habíamos discutido por teléfono. Luego de revisarlo todo, hizo una pausa. "Hay algo que vino de California con su madre. ¿Puedo mostrárselo?", preguntó. Entonces caminamos juntos hasta el lugar donde estaba mi madre, entre un ataúd de pino. Sobre el ataúd, todavía envuelto en el papel de seda verde, estaba el ramo de flores que yo había dejado aquella noche en el hospital, encima de la cama de la habitación de mi madre. Sólo que ahora los lirios estaban totalmente abiertos. Aún los recuerdo con mucha claridad, cada uno inmenso y fuerte, como llenos de una intensa luz morada. Llevaban cuatro días fuera del agua.

En verdad sería fácil hacer caso omiso de este tipo de experiencia, no hacer un simple cambio de perspectiva o buscar la manera de suspender el desconcierto por un momento. No considerar la posibilidad de sumar la columna de números de otra manera y asombrarse. La disposición para considerar la posibilidad exige que toleremos la incertidumbre. Nunca sabré si en realidad estuve una vez durante un momento en presencia de mi abuela rusa, o si mi madre usó las últimas flores que le llevé para hacerme un regalo a mí y dejarme saber que la vida puede ser mucho más de lo que la mente puede entender.

LA ÚLTIMA LECCIÓN

A veces los detalles de la manera en que muere una persona, el momento, el lugar, incluso las circunstancias, pueden hacer que quienes le sobreviven se pregunten si la muerte de esa persona marca la curación de asuntos escondidos y problemas personales, y responde las preguntas que esa persona se hizo toda su vida. La muerte ha sido llamada la gran maestra, y también puede ser la gran sanadora. *Educare,* la raíz latina de la palabra 'educación', significa hacer surgir la totalidad innata de una persona. De tal manera que, en el sentido más profundo, aquello que verdaderamente nos educa, también nos cura.

La teoría del karma sugiere que la naturaleza esencial de la vida es, al mismo tiempo, educacional y sanadora, y que la totalidad innata que subyace a la personalidad de cada uno de nosotros es evocada, clarificada y fortalecida por los retos y experiencias de nuestra vida. Todos los caminos de la vida pueden ser un acercamiento al alma. En cuyo caso nuestra muerte puede ser la experiencia final y más integradora de la vida.

Cuando lo conocí, Juan — un médico de familia que había ejercido la medicina durante casi cincuenta años — tenía más de setenta años de edad. Familias enteras, desde los abuelos hasta los nietos, lo buscaban para que los ayudara cuando estaban en problemas, le pedían consejo y lo consideraban su amigo. Él, por su parte, con su cabello canoso y su amabilidad, permanecía tan delgado y fuerte como un viejo roble.

En la época en que nos conocimos, Juan tenía un cáncer terminal de pulmón, y ya no podía vivir sin el constante suministro de oxígeno a través de una catéter nasal. Un mes antes, había cerrado su consultorio, al cual nunca había faltado ni un solo día hasta ese último año. Un médico con buen ojo clínico, Juan vino a mi consultorio porque sabía que estaba muriendo. Me propuso que iniciáramos una serie de charlas sobre su vida. Había reflexionado sobre ella en los últimos tiempos, pero sentía que el hecho de compartir ese proceso en este momento podría ayudarle a prepararse para la muerte.

Juan sentía que la muerte era un final poco digno de la vida. Educado en la fe católica, se había alejado de la religión muy temprano y había abrazado la ciencia como una manera de imponer orden sobre el caos de la vida. Y no le había fallado; sin embargo, la vida tenía un valor intrínseco para él, y por eso deseaba examinar y entender su propia vida y lo que había significado.

Me sorprendió que un hombre tan altruista, compasivo y respetuoso de la vida de los demás, alguien que sentía tanta admiración por la belleza de la anatomía y la fisiología, no tuviera creencias religiosas o espirituales. Con curiosidad, le pregunté por las circunstancias que lo habían llevado a alejarse de la iglesia. Pero, aunque abierto y franco acerca de otros detalles de su larga vida, Juan era muy reticente a hablar de esto. Se había alejado de la religión cuando tenía dieciséis años, a causa de un suceso específico. Nunca supe qué había pasado.

Juan había sido un solitario toda su vida. Nunca se casó y llevaba un vida casi ascética. Sin embargo, era un conocedor de la belleza en todas sus formas, un enamorado de las artes, la poesía, el teatro, la música, el ballet y la literatura. Tenía más de mil libros en su biblioteca. Su mayor compromiso era con la medicina y las familias, las necesidades, las esperanzas y los sueños de sus pacientes. Su devoción hacia ellos era absoluta.

Casi al comienzo de nuestras charlas, le pregunté cómo veía su relación con sus pacientes. Observando una porcelana de un pastor que conduce a su rebaño, sonrió y dijo: "Tal como eso". Dedicamos las siguientes semanas a examinar la naturaleza de su trabajo y lo que éste significaba para él. El pastor vigilaba la vida de su rebaño, lo protegía del peligro y lo ayudaba a encontrar alimento. También ayudaba a nacer a los jóvenes miembros del rebaño, y encontraba y devolvía a los díscolos.

Juan me contó muchas historias acerca de su labor como pastor y acerca de la vida de su rebaño. Analizamos estas historias juntos, compartiendo nuestros pensamientos y opiniones. A través de este trabajo de reflexión, parecía estar desarrollando un sentido mucho más profundo de lo que su vida significaba para los demás y las cosas en las cuales había creído. Durante estas charlas, Juan usaba con frecuencia un curioso término victoriano: decía que sus pacientes se habían "refugiado" donde él. Él era su protección, su apoyo y su amigo. Él siempre estaba allí para ellos, constante, vigilante y confiable. Hablamos sobre el principio masculino de la acción y la protección, el yang, y sobre el principio femenino de la aceptación y el cuidado, el yin, y de cómo estos dos principios se unen en la persona del pastor. El símbolo surgió como una representación de la totalidad.

Con el paso de los días la salud de Juan fue empeorando, y su respiración era cada vez más difícil. Un día toqué el tema de su aislamiento. ¿Con quién se refugiaba él? ¿Quién era el pastor del pastor? "Nadie", dijo, con un tono más doloroso del que había usado antes. Era evidente que no pensaba que hubiera un lugar en el cual él también podría refugiarse. Aunque era un pastor desde el punto de vista profesional, en lo que se refiere a su vida personal Juan se había separado del rebaño; simplemente no participaba, estaba perdido. No obstante, no parecía muy dispuesto a profundizar en este tema.

Intrigada, le pedí que inventara una historia acerca de una oveja perdida, y con voz vacilante describió una oveja que llevaba tanto tiempo perdida que ya no podía recordar que existía un rebaño. Había aprendido a sobrevivir por sí sola, a comer lo que tenía a mano y a esconderse de los depredadores. "¿Sabe esta oveja que su pastor la está buscando?", le pregunté. "No", dijo. "La oveja ha hecho algo muy malo y el pastor se ha olvidado de ella".

"Siendo usted mismo un pastor, ¿buscaría a la oveja perdida que hizo algo malo?" Juan se sintió intrigado. Luego le recordé las historias que él mismo me había contado de jóvenes que había rescatado y devuelto al camino correcto. Le pregunté por qué había hecho eso. "Porque eran miembros de mi rebaño", dijo sin dudarlo. Hubo un breve silencio y luego cambió de tema abruptamente, pero pude ver que estaba muy afectado por la idea de que el vínculo entre el pastor y su oveja podría estar más allá del juicio y ser más profundo de lo que había pensado.

Hablamos de muchas otras cosas a lo largo de los meses siguientes, y poco a poco me fui olvidando de la imagen del pastor. Hablamos de la infancia y la edad adulta y de la pérdida del amor, y la riqueza de sus setenta años de vida se hizo evidente para ambos. Había sido una buena vida.

Juan fue hospitalizado y su salud continuó empeorando. Su médico agotó todos los tratamientos disponibles y comenzó a aumentar las drogas que aliviaban sus dificultades para respirar. Con el correr del tiempo se sintió muy enfermo para venir a mi consultorio y comenzamos a vernos en su casa. Poco después su capacidad respiratoria era tan precaria que ya no podía hablar. Yo me sentaba con él y le sostenía la mano. A veces le leía poesía o le cantaba una canción.

De algún modo, Juan seguía vivo. Los médicos y enfermeras se sorprendían de su fortaleza. Una enfermera me dijo que creía que él estaba esperando algo. Pensé que tal vez ella tenía razón, pero yo no sabía qué cosa podría ser. Su hermano había venido a despedirse y muchos de sus pacientes habían venido a visitarlo y a expresarle su cariño.

La noche de Navidad recibí una llamada de su enfermera. Juan había entrado en coma desde por la mañana y cada vez se veía peor. La enfermera me preguntó si quería ir a verlo. Tan pronto lo vi, me di cuenta de que se estaba muriendo. La enfermera que lo estaba acompañando era demasiado joven y se veía un poco confundida, de manera que la invité a quedarse en la habitación mientras yo hablaba con él. Juan no respondió. Cambiamos sus sábanas para que estuviera más cómodo y nos sentamos juntas a esperar. Poco a poco los intervalos de su respiración se fueron haciendo más largos, hasta que dejó de respirar.

La joven enfermera pareció aliviada. Llamó al hermano de Juan, quien dijo que llegaría en el vuelo del día siguiente; y también llamó a la persona que Juan había designado para que se encargara del funeral. Por último, llamó al médico de Juan para que firmara el certificado de defunción. Parecía que ya no había nada más que hacer. Yo me quedé un rato junto a Juan, pensando acerca de él y deseándole buena suerte, y luego me fui.

Estaba oscuro y había comenzado a hacer frío. Apretando las llaves que tenía en el bolsillo, me envolví en mi abrigo y aceleré el paso. Cuando estaba a punto de llegar a mi automóvil, las campanas de las iglesias de toda la ciudad comenzaron a tocar. Durante un instante me detuve, confundida. ¿Sería posible que estuvieran tocando por Juan? Y entonces recordé. Era medianoche. El pastor había llegado.

EPÍLOGO

Cualquier cosa que sea real no tiene principio ni fin. Las historias de su vida y de la mía no se detienen aquí. Muchas mesas de comedor nos esperan aún y, con el tiempo, es posible que volvamos a sentarnos a las mesas del pasado. Uno de mis recuerdos más queridos es el de la manera como pasaba en mi infancia las tardes de los domingos. Mientras el resto de la familia se reunía en el salón después del almuerzo, a hablar sobre los últimos acontecimientos mundiales y sobre política, mi abuelo y yo nos reuníamos en la cocina a hablar de Dios. Estas reuniones eran secretas pues mis padres, orgullosos de su modernidad, veían a Dios casi como una superstición y dejaban la solución de todos los problemas de la vida en manos de la ciencia. A ellos no les habrían gustado aquellas conversaciones.

Así, mientras las políticas del presidente Roosevelt eran violentamente debatidas en la otra habitación, y los discursos de Churchill eran leídos en voz alta y admirados, mi abuelo y yo nos sentábamos a la mesa de la cocina a hablar sobre la naturaleza sagrada del mundo. Él me enseñaba las bendiciones especiales para todas las ofrendas que nos da la vida, o me leía uno de los textos antiguos que siempre llevaba en su bolsillo. Ocasionalmente, me animaba a que me aprendiera de memoria un pasaje, generalmente de los Salmos o de los Proverbios, o de un pequeño libro titulado *Pirkey Avot, Sayings of Our Fathers*. Los salmos y los proverbios eran hermosos y fáciles de recordar, al igual que las bendiciones, pero los aforismos de *Pirkey Avot* me resultaba muy difíciles porque eran complejos y sutiles, y estaban un poco más allá de la comprensión de una niña de seis años. Pero como podía ver cuánto amaba mi abuelo esas palabras, apoyada en su amor trataba de entenderlas y aprendérmelas de memoria.

Cuando mi atención desfallecía, mi abuelo me animaba a continuar ofreciéndome un pequeño sorbo de la botella de vino de consagrar Manischewitz que mantenía escondida en la parte de atrás de la nevera. Era un soborno descarado, pues me encantaba el vino.

Me recuerdo luchando con uno de los aforismos de *Pirkey Avot*, el *koan* judío que dice:

Si no soy para mí, entonces ¿quién es para mí?
Si soy sólo para mí, entonces ¿quién soy?
Y si no es ahora, entonces ¿cuándo?

Esas palabras sencillamente no tenían ningún sentido para mí, e incluso las pacientes explicaciones de mi abuelo resultaron inútiles. Finalmente, le dije con tono de frustración: "Abuelo, no entiendo qué quiere decir". "Ah, Nashume-le", me dijo, "entonces apréndelas de memoria y espera. Algún día, si necesitas saberlo, su significado vendrá a ti". Miré el querido rostro de mi abuelo sorprendida, y por primera vez me di cuenta de que estaba viejo. Tal vez él no estaría allí para compartir mis dudas durante toda la vida. Tal vez un día moriría y yo me quedaría sola con mis preguntas. Estallé en llanto, agobiada por ese pensamiento.

Manischewitz ha embotellado vino en las mismas botellas cuadradas durante más de setenta años. Muchas cosas vienen a mi mente cada vez que paso por la estantería de vinos del supermercado y veo esas botellas. Tal vez la sabiduría se trata simplemente de esperar, y la curación es cuestión de tiempo. Y cualquier cosa buena que nos haya sido concedida alguna vez es nuestra para siempre.

AGRADECIMIENTOS

En realidad hace falta un pueblo completo para escribir un libro.

Mi gratitud para todos aquellos que han compartido sus experiencias de manera tan generosa conmigo, para los pacientes que me han hecho sentir orgullosa de ser un ser humano, para los médicos y los estudiantes de medicina que me han hecho sentir orgullosa, otra vez, de ser médica. Gracias a quienes me dieron permiso de contar su historia, y a todos aquéllos cuyo lugar en el mundo se me ha refundido y cuyos nombres, ocupaciones y diagnósticos he cambiado para que sólo ellos se reconozcan.

Mis agradecimientos también a quienes hicieron realidad este libro: a Esther Newberg, mi agente, por el apoyo que me brindaron su imperturbable honestidad e integridad; y a Dean Ornish, cuya amistad hizo que todo esto fuera posible. Gracias a Amy Hertz, mi editora, por saber lo que no pertenecía aquí y mantener el orden; y a todas las maravillosas personas de Riverhead por correr el riesgo.

Un agradecimiento muy especial para Barbara McNeill, por la constancia de su fe en este libro, su permanente generosidad y la gracia de sus agudos comentarios. Gracias también a Tamara Cohen, Judith Skutch-Wilson, Whit Whitson, Lou Carlino y Jilly Carlino, por leer el primer borrador de la propuesta y creer que había un libro allí.

Una bendición para John Kabat-Zinn, David Eisenberg y Charles Terry, por echar abajo todas mis pretensiones intelectuales y animarme a escribir de la misma manera en que vivo. Y otra bendición para Laurance y Mary Rockefeller, quienes creyeron desde el comienzo que yo podría hacerlo y cuyo apoyo me dio el valor de intentarlo.

Mi más sincero agradecimiento a mi amiga Yola Jurzykowski, por llamar desde Nepal una noche y decirme de qué se trataba realmente este libro; y a mis amigos Jenepher Stowell, Marion Weber, Don Flint, Waz Thomas, Marya Marthas, Marilyn Wall y John Tarrant, por escuchar durante horas las historias que les leía por teléfono, a veces a altas horas de la madrugada.

Agradecimientos especiales para Janie Siegrist, por leer cada borrador de este libro con amor y sabiduría y orar por todos ellos; y para todos los otros que leyeron con persistencia los primeros y mucho más abultados manuscritos del comienzo; para Sukie Miller, por pasar días cortándolo y volviéndolo a armar; y para Phillip Brooks, Harris Dientsfrey, Josh Dunham-Wood, Don Flint, Waz Thomas, Barbara McNeill, Stephen Mitchell, Jenepher Stowell y

Marion Weber, por ofrecerme sus comentarios y críticas con tanta gentileza y cariño. Gracias a Caryle Hirschberg por sacarnos a mí y a mis editores de muchos líos con Compuserve, y a John Tarrant por convencerme de abandonar Microsoft 6.0 para Mac y refugiarme en WordPerfect 3.1.

Mi eterna gratitud a Michael Lerner, colega extraordinario, y al equipo de trabajo del Commonweal Cancer Help Program y el Institute for the Study of Health and Illness de Commonweal, por su apoyo. Una rosa para Taylor Brooks, Jnani Chapman, Purusha Doherty, Elizabeth Evans, Don Flint, Irene Gallwey, Monica Kauffer, Lenore Lefer, Shannon McGowan, Elise Miller, David Parker, Nadine Parker, Sharyle Patton, Michael Rafferty, Sara Reingold, Christine Schultz, Jenepher Stowell, Waz Thomas y Virginia Veach, por su paciencia y su amabilidad con mi mal humor y mi distracción durante todos estos meses.

Mi agradecimiento también a todos aquéllos cuyos compromiso y apoyo han creado el campo que rodea este trabajo: Rob Lehman y los miembros del consejo directivo y empleados del Instituto Fetzer; Charles Halpern y las buenas personas de la Fundación Nathan Cummings; Wink Franklin y la junta directiva y empleados del Institute of Noetic Sciences; y Eileen Rockefeller Growald, la valerosa y visionaria creadora del Institute for the Advancement of Health.

Mis sentidos agradecimientos a Nina Stradtner por crear un lugar tan pacífico, ordenado y tranquilo en mi casa, una vez por semana, que fue fácil traducirlo a un lugar de calma dentro de mi cabeza.

Y, por último, mis más sinceros agradecimientos a aquellos pocos que me conocieron antes de que yo comenzara a conocerme a mí misma, y quienes creyeron en mí incluso entonces y me ayudaron a aferrarme a mi integridad a través de su ejemplo: mi abuelo, Rabino Meyer Ziskind, mi madre y mi padre, Gladys Sara Remen e Isidore Joseph Remen, y mis amigos y compañeros de viaje, Brendan O'Regan y Sara Unobskey Miller.

Sin ellos, yo sería una historia muy distinta.